川崎病の基本
Kawasaki Disease

総監修：川崎 富作
監　修：濱岡 建城／上村 茂
作　成：日本川崎病学会

『川崎病の基本』序文

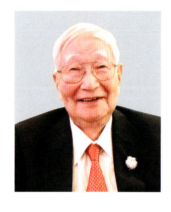

日本川崎病研究センター
理事長　川崎 富作

　私がこの疾患を初めて記載したとき、この疾患がこれほどグローバルな疾患になろうとは全く考えていなかった。現在、この疾患が日本のみならず世界的にも注目されていることに、私自身この上なく光栄に感じている。

　まず、私が臨床医として小児科を選んだことが、いわゆる川崎病と出合う運命であった。臨床医は患者1例1例に、正しい診断をつけることが日々の診療の基本となる。最初はテンポラリーの診断をつけて経過を観察していき診断が正しかったのか、間違っていたのか、あるいは診断不明であったかというプロセスを日々繰り返していくのが臨床の日常である。これが私の臨床に対する基本的姿勢である。

　外来患者の多くは確定診断する前に治癒して外来に来なくなってしまう。入院患者では入院時診断をつけた後に、治療・経過観察をしていくと、入院時診断と退院時診断とが一致しないことが多い。退院時には入院時診断が正しかったのか、間違っていたのか、最終的な診断がつけられる場合もあるが、あるいは最終的に診断がつけられず診断不明とせざるを得ない場合もある。

当時を振り返ると、川崎病の第1例の患者は臨床症状がはっきりしていていわゆる川崎病の主要症状がすべて揃っており、当時は既存の疾患のどれにも当てはまっていなかった。そこで、診断不明として退院させた。その1年後に近院から紹介された患者を一目見て1年前に診断不明とした患者とすべての症状が一致していることに驚いた。1例だけでは診断はつかないが、2例目を診て初めて教科書にないユニークなclinical entityを有する患者が2例存在することを実感した。

　それから50年以上が経過し、川崎病の原因は何かということについて多くの研究者が挑戦してきたが、残念ながらいまだに手がかりはつかめていない。この度、上村茂先生が会長を務められた第31回日本川崎病学会におけるシンポジウムを契機として『川崎病の基本』が出版された。医学研究・臨床を行っていくうえで基本は非常に大切である。この本により基本を改めて見直すことで手がかりを得て、この疾患の原因を明らかにすることができれば、医学研究者・臨床家としてすばらしい業績になることであろう。ぜひ、これから若い研究者、臨床家には、この疾患に挑戦し、疾患の原因を明らかにしてくれることを切に期待したい。

刊行にあたり（1）

　2011年9月、横浜で開催された第31回日本川崎病学会学術集会のプログラムの一つとして教育セッション「川崎病の基本から見直す」が組まれ、川崎病の病因・疫学・病理・診断・検査・合併症・治療・管理に関してその基本的な考え方を広く再確認しようとする試みがなされました。その試みと内容に多くの関心がもたれ、予想以上に多くの参加者を迎えました。そして、活発な討論とともにその情報収集への熱意がひしひしと伝わってきました。

　その後、このセッションに参加された多くの方々から「川崎病診療を行っていく上で基本的な情報や考え方を分かりやすく話してもらったので、大変参考になった」とか「専門医でなくても理解しやすく、日常診療にすぐに役立つ内容であった」などという高い評価をいただきました。また、その高い評価とともに、複数の先生方から、「この際、今回の教育セッションで示されたような基本的な考え方や分かり易い内容をもっと多くの小児科医に提示し、川崎病の基本的な診療レベルの向上を図ってはどうか」、「一般の小児科医でも役に立つ、簡便にまとめた冊子にしてはどうか」などの意見もいただきました。

　川崎病が報告されて50年を経過した中で急性期治療が大きく向上してきたものの、未だ病因が解明されていないこと、冠動脈後遺症の合併を必ずしも0にできていないこと、さらには思春期〜成人期に達した既往例に対する長期管理戦略……など、多くの命題が残っている今、基本に立ち返って考えることが今後の学術的・臨床的な飛躍に有用であると思われます。

　そこで、教育セッションというプログラム構成によって「川崎病の基本を見直す」ことの重要性を我々に示された第31回日本川崎病学会学術集会の上村茂会頭とご相談し、その内容をまとめた冊子を作成することになりました。そして、教育セッションでご発表いただいた先生方からもご執筆の快諾を頂戴し、この書物が刊行されることとなりました。

　今回発刊されるこの冊子が、皆様方の日常の川崎病診療や今後の川崎病既往者の管理の上で役に立つことを祈念しております。そして、早期に川崎病の病因が明らかとなり、合併症・後遺症がゼロとなることを祈念したいと思います。

平成27年3月
日本川崎病学会

会長　濱岡 建城

刊行にあたり(2)

　川崎病は、昭和42年に川崎富作先生が「アレルギー」誌に掲載された「指趾の特異的落屑を伴う小児の急性熱性皮膚淋巴腺症候群」がはじまりです。当初はself-limitedで合併症のない疾患と考えられていましたが、突然死が生じ、その原因が冠動脈瘤に基づく心筋梗塞であることが判明しました。本邦では年間1万人を超える患者発生数があり、成人に達する川崎病既往の方々も多くに達しています。

　現在では、免疫グロブリンの超大量療法がグローバルスタンダードとなり、速やかに治療ができ、冠動脈瘤の発症頻度も減少してきています。しかし、初回の同治療法に不応例が15%前後とまだ多くあります。さらに、巨大冠動脈瘤などの重症心臓後遺症の発生は横ばい状態です。一方、ウイルスや細菌等微生物の検索、免疫・個体の特異性なども遺伝子レベルで解析が進んでいますが川崎病の原因はいまだ解明されていません。

　川崎病の発見から50年が経過し、川崎病の全体像を知る必要性が再度認識されるようになってきました。そのため、平成23年に開催された第31回日本川崎病学会・学術集会で「川崎病の基本から見直す」ことをテーマに掲げました。「基本から見直す」ことは診断・治療など川崎病の様々な内容に関して歴史的実績の確認をも意味しています。さらに、教育セッションを開催して、川崎病を専門にしている医師以外にも、あらゆる関連のある方々に、川崎病の現状を広く知らせていくことになりました。奥の深い川崎病を網羅することは不可能と思われますが、重要項目について各分野のエキスパートの先生方に独断で講演内容をお願いしました。

　その後、この教育セッションを基にした「川崎病の解説書を出版しては」とのお話を協和企画からいただきました。すぐさま日本川崎病学会会長の濱岡建城先生および日本川崎病学会で企画につき御賛同を得て、教育セッションでご講演をいただいた多忙な先生方のご協力で発刊の機会を得ることとなりました。

　関係の皆様に厚く御礼を申し上げますとともに、この冊子が広く活用さることを望んでいます。

第31回日本川崎病学会学術集会

会頭　上村　茂

『川崎病の基本』執筆者一覧(掲載順)

川崎　富作	日本川崎病研究センター
濱岡　建城	京都府立医科大学大学院医学研究科 小児循環器・腎臓学
上村　　茂	湘南東部クリニック／湘南東部総合病院
阿部　　淳	国立成育医療研究センター研究所 免疫アレルギー研究部免疫療法研究室
中村　好一	自治医科大学 公衆衛生学教室
高橋　　啓	東邦大学医療センター大橋病院 病院病理部
鮎澤　　衛	日本大学医学部附属板橋病院 小児・新生児病科
鎌田　政博	広島市立広島市民病院 循環器小児科
石井　正浩	北里大学病院 小児科
荻野廣太郎	関西医科大学香里病院 小児科
篠原　　徹	近畿大学医学部 小児科学教室

目　次

1 病因：原因追求の歴史 ······ 1
はじめに：川崎病の感染症「らしさ」と「らしくなさ」 ······ 2
川崎病の病原体探しの小史 ······ 2
未知の病原微生物を探す ······ 4
川崎病の遺伝研究 ······ 5
おわりに：マイクロバイオームと川崎病 ······ 6

2 疫学：全国集計の歴史と調査 ······ 11
川崎病全国調査 ······ 12
最近の川崎病全国調査成績 ······ 12
全国調査から派生した研究 ······ 15
　1）患者が受診する医療機関 ······ 15
　2）感染症との発生動向の比較 ······ 15
　3）地域集積性・時間集積性 ······ 15
　4）年齢別罹患率 ······ 15
　5）再発 ······ 15
　6）親子例 ······ 15
　7）長期予後 ······ 15
　8）出生コホート解析 ······ 15
　9）サーベイランスとの比較 ······ 15
　10）入院期間 ······ 16
　11）主要症状 ······ 16
　12）不全型 ······ 16
　13）心後遺症の解析 ······ 16
　14）検査値 ······ 16
　15）IVIG療法 ······ 16
　16）その他 ······ 16
記述疫学研究と川崎病病因論 ······ 16
まとめ ······ 19

3 川崎病の病理組織学的特徴 ······ 23
はじめに ······ 24
　1）系統的血管炎としての川崎病 ······ 24
　2）冠状動脈炎の組織学的変化 ······ 24
　3）血管病変以外の主要臓器の病理組織像 ······ 25

おわりに 28

4 診断：『診断の手引き』に基づいた診断法 31
主要症状 32
   1）発熱 33
   2）眼球結膜の充血 33
   3）口唇・口腔所見 34
   4）不定形発疹 34
   5）四肢末端の変化 34
   6）非化膿性頸部リンパ節腫脹 35
診断上の注意 36
   1）確定診断A（確実A）と確定診断B（確実B） 36
   2）各主要症状の出現する順序 37
   3）不全型の存在 37
参考条項 37
   1）消化器 37
   2）尿検査 37
   3）皮膚 37
   4）心血管 37
   5）その他 38
まとめ 38

5 心エコー検査：川崎病における歴史と冠動脈病変の抽出法 39
川崎病における心エコー検査の歴史 40
冠動脈の解剖を知り、その走行を体軸の中で理解する 41
冠動脈描出の実際 41
   1）右冠動脈 42
   2）左冠動脈 42
冠動脈瘤描出に際しての留意点 46
   1）冠動脈瘤の好発部位 46
   2）CALの重症度評価 48
成人の後遺症群ではCT、冠動脈造影所見を参考に 48
まとめ 50

6 合併症：心臓血管系の合併症 53
基本病因 54

目　次

　　基本病態 …………………………………………………………………………………… 54
　　病態生理から見た臨床症状 ……………………………………………………………… 55
　　病態生理から見た診断のための臨床検査 ……………………………………………… 56
　　　　1）血液生化学的検査 ………………………………………………………………… 56
　　　　2）心エコー図検査 …………………………………………………………………… 56
　　　　3）心電図 ……………………………………………………………………………… 56
　　　　4）冠動脈造影検査 …………………………………………………………………… 57
　　治療目標とその手順 ……………………………………………………………………… 59
　　　　1）心血管病変への薬物治療 ………………………………………………………… 59
　　　　2）虚血性心疾患に対する治療 ……………………………………………………… 59
　　遠隔期の予後 ……………………………………………………………………………… 59

7 治療：免疫グロブリンを中心とした治療　　　　　　　　　　　　　　　　63

　　川崎の原著から見た初期治療（1967年、昭和42年） ………………………………… 64
　　川崎病が全身性血管炎、なかでも冠動脈炎とそれに伴う冠動脈瘤形成が見られ、
　　瘤内血栓症で突然死することが明らかになる（1970年、昭和45年） ……………… 64
　　冠動脈造影法の導入（1973年、昭和48年） …………………………………………… 65
　　超音波心エコー法の導入による川崎病冠動脈瘤の観察（1977年、昭和52年） …… 66
　　川崎病急性期治療の変遷 ………………………………………………………………… 66
　　　　1）手探りの時代 ……………………………………………………………………… 66
　　　　2）ステロイドの時代（1970年代後半まで） ……………………………………… 66
　　　　3）アスピリンの時代（1970年代後半から1980年代後半まで） ………………… 67
　　　　4）免疫グロブリンの時代：現在の治療の主役！（1980年代後半から現在まで） …… 69
　　　　5）免疫グロブリン療法の問題点 …………………………………………………… 73
　　まとめ ……………………………………………………………………………………… 73

8 管理：急性期カードとその活用法　　　　　　　　　　　　　　　　　　　77

　　川崎病の管理に関する諸問題は急性期カードの運用に関連 ………………………… 78
　　養護教諭にも急性期カードは知られていない ………………………………………… 79
　　小中高生の罹病者で急性期カード所持者は10〜11% ………………………………… 79
　　エコー所見は1回の記載でよい。患児に必ず渡すことがより重要 ………………… 82
　　急性期カードの定着には養護教諭の協力が不可欠 …………………………………… 83
　　ガイドラインの改訂と急性期カード …………………………………………………… 83

川崎病の基本

1

病因：原因追求の歴史

阿部　淳

はじめに：川崎病の感染症「らしさ」と「らしくなさ」

　川崎病の病因探索の歴史は、1967年に日本赤十字社中央病院（当時）の小児科医であった川崎富作氏が『アレルギー』に投稿した論文、「指趾の特異的落屑を伴う小児の急性熱性皮膚粘膜淋巴腺症候群」[1]に始まる。この論文で川崎氏は、「本症候群は全身性の急性熱性疾患で、発病が急であり、頸部リンパ腺腫脹を伴う例が多く、かつ再発しない点より、感染に起因する疾患と考えられるが、特定の細菌あるいはウイルスによる感染症であるのか、あるいは非特異的な感染アレルギー、ないしは何らかの自己免疫機序が介在しているものであるのか、現在の時点においてはそのいずれとも判定しがたい」と書かれていて、その後の難航する病因探索の歴史をすでに予見されていたかのようである。

　翻って『ネルソン小児科学』の原著第17版[2]では、川崎病は「小児のリウマチ性疾患（結合組織疾患、膠原血管疾患）」に分類されている。リウマチ性疾患とは、「望ましい免疫反応を上回る過度の自己免疫反応により免疫学的寛容性（tolerance）が破綻した」状態であり、その機序として「①自己分子と非自己分子の類似性、あるいは②通常は抑制されている免疫反応のウイルス感染による激化が考えられる」と、この教科書には書かれている。川崎病の病因を探索する上で、その感染症らしい側面に光を当てるか、あるいは感染症らしくない側面を重視するか、これまでの研究のあゆみは大きく振れてきたように思われる。ここでは、はじめに川崎病の感染症「らしさ」と「らしくなさ」について簡単にまとめてみよう。

　1967年の論文以降、川崎病の病因研究は感染性の病原微生物の探索に重点が置かれてきた。その理由は、①急激な発症で発熱がほぼ全例に見られる、②皮膚の発疹、粘膜の発赤、結膜充血、リンパ節腫脹など感染症に多い症状が主体である、③これらの症状は前後して現れるが、一過性の経過を辿ることが多く再燃は稀である、などの臨床症状や経過の特徴から、何らかの感染症であると考えられてきたからである。1979年から1986年にかけて3回の周期的な大流行があったこともその見方を強め、さらに川崎病全国調査で明らかになった、④発症が5歳未満の乳幼児期に集中している、⑤一般的なウイルス感染と同じような上気道炎症状や胃腸炎症状が発症の数日前に見られることが多い、⑥年間を通じて発症するが、冬から春にかけて季節的な発症のピークがある、⑦全国的な流行あるいは地域的な小流行があり、流行は波状に広がる、などの疫学像も、川崎病の感染症的な側面を浮き彫りにするものであった[3]。

　一方、川崎病の感染症らしくない側面として重要な特徴は、ヒトからヒトへの感染が明確に証明されないことである。実際に①家族内での同時感染は稀であり、②保育園での集団発症や入院した病室での院内感染も見られない。さらに、③同じく乳幼児期に多い突発性発疹症と比べて罹患率が低いこと、④成人での発症がほとんどないこと、なども感染症としては例外的な知見である。このような川崎病の感染症「らしくない」側面について、「川崎病への罹りやすさ＝遺伝的性質が個体によって異なること」が関係するのではないかと考えられている。川崎病の発症率が日本や韓国、台湾などの東アジアの国で極端に高いことや、同胞罹患率や川崎病の親をもつ子の発症率が高いことなど、川崎病の発症に何らかの遺伝的要因が働いている可能性はよく知られている[4]。このような複雑な臨床像、疫学像をもつ川崎病の病因研究は、今後どのように進んでいくのだろうか。本稿では、これまでに川崎病の発症機序として提唱されてきた感染症仮説についてまとめるとともに、近年発展の著しいゲノム解析技術を用いた遺伝研究の動向と、これからの病因探索の可能性について概説する。

川崎病の病原体探しの小史

　表1-1にこれまでに川崎病の病因として提唱されてきた感染症仮説を列挙した。病原微生物の

種類によって分類すると、①真正細菌や細胞内寄生体による感染、②ウイルス感染、③細菌や真菌、その他の微生物に由来するスーパー抗原、毒素やアレルゲン、④未知の病原微生物、の4つになる。

①の真正細菌としては、緑色連鎖球菌や新型サングイス菌、プロピオニバクテリウム・アクネ菌、黄色ブドウ球菌などの口腔・皮膚の常在細菌叢に由来する細菌が多い。川崎病患児の病変部位から分離されたとの報告が多いが、健常児から分離される率も高く、病原としての特異性が確立したものはない。

②のウイルス感染としては、EBウイルス、サイトメガロウイルス、ヒトヘルペスウイルス6などの持続感染をするヘルペスウイルス属、さらに、乳幼児期に感染機会が多いノロウイルス、RSウイルス、アデノウイルス、パラインフルエンザウイルスなどが病因候補として提唱されてきた。実際に川崎病の発症と同時にこれらのウイルス感染が認められる症例も散見されるが、川崎病の病因として一元的に説明できるほど検出頻度は高くない。地域で流行中のウイルス感染症と比べての特異性の証明が必要であろう。レトロウイルスやヒトコロナウイルス、デングウイルスなど各々の時代に話題となった疾患(HIVやSARS、デング熱)の原因ウイルスが、川崎病の病因候補として注目され研究されたことは、川崎病のウイルス・ハンティングが時代を通じてミステリーであり続けてきた証拠でもある。

③の病原微生物に由来する毒素やアレルゲンとしては、ダニ抗原やカンジダの細胞壁成分、グラム陰性菌の細胞膜成分(LPS)や熱ショック蛋白(HSP)、細菌由来のスーパー抗原など、多彩な産物が病因候補として挙げられてきた。なかでも細菌性スーパー抗原は、末梢血中のT細胞やマクロファージを刺激してTNF-αやIFN-γなどのサイトカイン産生を亢進させる強力な炎症誘導物質として、川崎病発症との関連が注目されてきた[5]。スーパー抗原性疾患でよく見られる臨床症状や炎症性サイトカインストームの病態が、川崎病の急性期の病態とよく似ていることもその理由の一つである。例えば、黄色ブドウ球菌による毒素性ショック症候群やエルシニア感染症の臨床症状は、発熱や皮膚粘膜の発赤、頸部リンパ節腫脹など川崎病の主要症状と重複するし、心嚢液の貯留や冠動脈障害が見られることもある。これまでに、黄色ブドウ球菌が産生するTSST-1[6]やA群溶血性連鎖球菌が産生するSPECなど[7]が川崎病の病因候補として挙げられてきたが、ウイルス感染説と同じく、川崎病の病因を一元的に説明できるほどこれらのスーパー抗原の検出頻度は高くない。

①から③の仮説を証明するために、研究者たちはさまざまな方法を採用してきた。細菌学的な菌株の分離やウイルスの分離、血清抗体価の測定(seroconversion)、さらに顕微鏡や電子顕微鏡による病理組織の探索などは最も多用されたオーソドックスな方法である。その他にも、スーパー抗

表1-1 川崎病の感染症仮説

①細菌感染
リケッチア、A群溶血性連鎖球菌、緑色連鎖球菌、黄色ブドウ球菌、プロピオニバクテリウム・アクネ菌、新型サングイス菌、エルシニア偽結核菌、肺炎マイコプラズマ、クラミジアなど

②ウイルス感染
ロタウイルス、Epstein-Barrウイルス、サイトメガロウイルス、RSウイルス、アデノウイルス、パラインフルエンザウイルス、ヒトヘルペスウイルス6、レトロウイルス、パルボウイルスB19、ボカウイルス、ヒトコロナウイルス、デングウイルスなど

③スーパー抗原、その他の微生物由来産物
ダニ抗原、カンジダ菌体成分、黄色ブドウ球菌スーパー抗原(TSST-1)、A群溶血性連鎖球菌スーパー抗原(SPEA、SPEC)、熱ショック蛋白、LPSなど

④未知の病原微生物

原やLPS、HSPに対する細胞増殖やサイトカイン産生を定量したり、リンパ球や好中球の表面抗原を抗体で免疫染色したり、実に多様な方法がとられてきた。また、カンジダの細胞抽出液やグラム陰性菌の菌体抽出液を実験動物（マウス）に投与すると、冠動脈炎が惹起されることも証明されている。しかし、多くの研究者が創意工夫して病原体探しに挑戦してきたにもかかわらず、川崎病の病因となる微生物を同定することは未だできていないのが現実である。次項では、④未知の病原微生物を対象とした、これまでの研究について説明する。

未知の病原微生物を探す

病原体探しのゴールド・スタンダードは病原微生物の分離と同定であり、それを用いた感染実験である（コッホの3原則）。しかし、ヒトの消化管や皮膚にはスタンダードな培養法では生育しない、したがって同定もされていない未知の細菌やウイルスが既知の種よりもはるかに多数が存在することが知られている。この項では、このような未知の細菌あるいはウイルスのなかに川崎病の病原体を探す試みについて紹介する。

シカゴのノースウェスタン大学のRowleyらは2005年に、川崎病患者の剖検肺組織中にウイルス由来と思われる、蛋白と核酸からなる細胞内封入体を発見したと報告した[8]。この封入体は9名中8名の川崎病患者の剖検組織（気管支上皮細胞）で陽性であり、対照乳児では陰性だったことから、川崎病の発症に関わるウイルスではないかと推測された。同グループは、1997年に川崎病患者の動脈組織中にIgAを産生する形質細胞が多数浸潤していることを見出し[9]、その組織から数種類のIgAのcDNAをクローニングして人工のIgA抗体を合成した[10]。この抗体と特異的に結合する蛋白を探して川崎病患者の病理組織をスクリーニングするうちに、前述の細胞内封入体に遭遇したのである。しかし、この細胞内封入体説には異論もあり、染色された構造物がウイルスである証明は未だなされていない。

前述のグループの報告以前から、培養によらずに病原微生物を検出する方法として、微生物由来の核酸を増幅して検出するPCR法が広く用いられるようになった。川崎病の病因研究でも、1992年のKikutaらをはじめとして[11]、Rowley、ShibataらがPCRを使った論文を報告している。後の二者は、細菌のリボソームRNA（16S rRNA）に共通な塩基配列を利用してPCR法でDNAを増幅することで、未知の細菌を検出することを試みている。Rowleyらの実験では川崎病患者の血液から16S rRNA遺伝子は増幅されなかったが[12]、Shibataらはリボソームの RNA遺伝子の増幅に成功し、塩基配列を解読してコリネバクテリウム属の新種と推測されることを報告した[13]。

2000年代になって、高速かつ大量に核酸の塩基配列を解読する技術である次世代シークエンサーが開発された。この技術を使って微生物を含む数多くの生物種のゲノムが解読され、その塩基配列情報がデータベース化されるようになった。これらの高度な技術や情報を使って、これまで知られていなかった微生物の生態系や感染症の病態を研究しようという機運も高まっている。国立感染症研究所の黒田らは、PCRを応用したRDV法（rapid determination system of viral nucleic acid sequences）や次世代シークエンサーを使って、川崎病患者の検体から未知のウイルスや細菌を網羅的に検出しようと試みている[14]。次世代シークエンサーは、従来の電気泳動を必要とする塩基配列決定法とは異なって、検体中の核酸の塩基配列（リード）を何百万個も網羅的に読み取ることができるシステムである。解読された塩基配列を外部のゲノム・データベースと比較することにより、どの生物（あるいは細菌やウイルス）の何という遺伝子の塩基配列に最も近いかを決定することができる（図1-1）[15]。Kurodaらは、急性期の患者の頸部リンパ節パラフィン標本から、多種類のグラム陰性菌や連鎖球菌の塩基配列が検出されたことを報告している[16]。はたして患者のリンパ節組織から検出された微生物が川崎病の発症に直接関係

するものなのか、あるいはたまたま分解産物として「その場にあった」だけなのか、今後検討されなければならない疑問は多く残されている。しかし、次世代シークエンサーを用いれば、前述したRowleyらの細胞内封入体の正体を解明できる可能性もあるので、今後の研究の進展が期待される。

川崎病の遺伝研究

川崎病の発症に遺伝因子が関わるらしいことは、発症率に見られる人種差や家族集積性が高いことなどから推測されてきた[17,18]。近年、川崎病の病因探索のなかでも遺伝研究の比重が質量ともに増大している。その理由としては、①生命科学におけるゲノム機能への関心が高くなったこと、②ゲノム解析の技術が飛躍的に進歩したこと、③一塩基多型(SNP)をはじめとする塩基配列の変異や個々の遺伝子機能についてのデータベースが整備されたこと、④病原微生物の探索がなかなか進まないこと、などが影響していると考えられる。これまでに数多くの遺伝研究の結果が公表されてきたが、その多くは候補遺伝子研究、すなわち、サイトカインやケモカイン、増殖因子など川崎病の病態から予測される候補遺伝子をあらかじめ設定して、SNPの出現頻度と川崎病発症との間に関連がないかを症例対照で比較する比較的小規模な研究である[19]。このような方法では、一つの研究で調べられる遺伝子は多くても10個くらいで効率が悪いし、サンプル数による制約もあって必ずしも結果の再現性が得られない研究も多かった。

2000年代になって、ヒトの染色体に散在する1000万を超えるSNPのなかから、全ゲノムをカバーするのに必要なSNPを選んで網羅的にタイピングする技術が開発された。この技術を用いたゲノムワイド関連解析(GWAS)が川崎病の遺伝研究にも取り入れられて、数々の発見が報告されるようになった。それに先んじてOnouchiらは、2007年に罹患同胞対による連鎖解析の方法を用いて川崎病感受性遺伝子の全ゲノム探索を実施し、合計10か所の候補領域を特定した[20](図1-2)。その後の検索により19番染色体および4番染色体上の候補領域からITPKCならびにCASP3遺伝子上のSNPが川崎病の易罹患性と関連することを見出した[21,22]。両遺伝子のリスクアレルを同時にもつ患者群が免疫グロブリン大量療法(IVIG)への不応のリスクや、冠動脈病変(CAL)形成のリスクが高くなることも明らかにされている。GWASを用いた罹患感受性遺伝子の探索は、日本だけでなく台湾、シンガポール、韓国でも精力的に進められており、先のITPKCをはじめとして、活性型IgG受容体(FCGR2A)やBリンパ球のシグナル伝達に関連する分子(BTKおよびCD40)など、川崎病患児に多い遺伝子多型が次々に見つかっている[23〜25]。

これらの遺伝研究、特にGWAS解析の結果から予想されることは、川崎病の発症には、やはり免疫細胞の行動異常が深く関わっていそうだということである。しかし、これまで

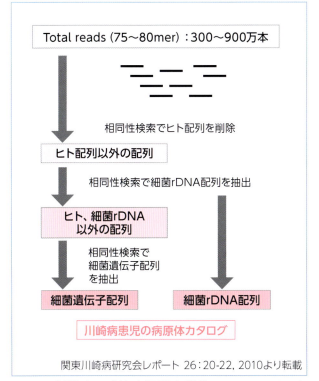

図1-1 川崎病の感染症仮説次世代シークエンサーを用いた微生物由来遺伝子配列同定の流れ図

に明らかにされた遺伝子多型の影響力をすべて足し合わせても、疫学研究から想定される遺伝要因が発症に占めるべき影響力の一部にしかならないことも計算されている。今後どのように研究を進めれば未解明の遺伝因子の影響を明らかにできるのだろうか。

GWASから予測される因子をさらに探索することもひとつの方法だが、それぞれの遺伝子多型がどのような機序で川崎病の発症に関わっているのか、生化学的あるいは免疫学的な機序を明らかにしていくことも、川崎病の病因研究にとって重要な方向だと思われる。日本は川崎病罹患率が世界で一番高い、ほぼ単一民族の国である。たくさんの川崎病患者の症状経過や検査値、治療法などについて、充実した質のよい臨床情報が集められる点でも恵まれている。2010年に、多施設共同で川崎病の遺伝研究を行うことを目的として日本川崎病遺伝コンソーシアムが結成された。多数の研究試料を収集して川崎病の罹患感受性ならびに重症化関連遺伝子についての研究結果を世界に発信できるように期待したい。

おわりに：マイクロバイオームと川崎病

2007年に米国国立衛生研究所(NIH)は、ヒトマイクロバイオームプロジェクト(HMP)を立ち上げた。ヒトと共生する微生物群集とそこに含まれるすべての遺伝子群(マイクロバイオーム)の情報を網羅的に解析するために、242人の健康な成人を対象として皮膚や口腔、鼻腔、消化管など15～18か所の部位から拭い液を採取してDNAの塩基配列を解読する研究計画である(図1-3)[26]。

2012年6月にHMPの成果の一部が『Nature』などに発表されたが[27, 28]、1万種を超える微生物種のDNAが同定され、人によって、また同じ個体内でも採集部位によって微生物群集の多様性や数は大きく異なっていた。これらの多様性を生む原因として、食生活や居住環境、個体の遺伝的背景の違いなどがあると推測されているが、その機序についての詳細は、今後多くの国でさまざまな集団を対象としたマイクロバイオーム解析が進められることによって明らかにされるであろう[29]。興味深いことは、健康成人を対象としたにもかかわらず、ほぼすべての人が何らかの病原体を保持し

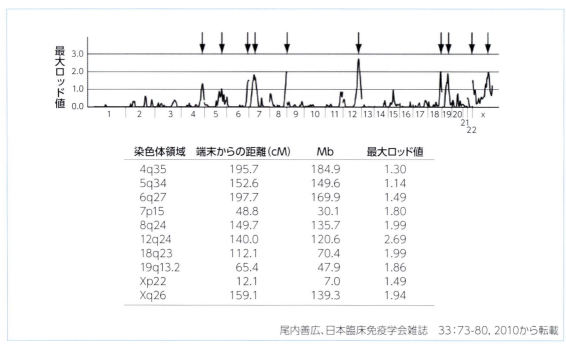

尾内善広, 日本臨床免疫学会雑誌 33：73-80, 2010から転載

図1-2　同胞対連鎖解析で明らかになった川崎病の罹患感受性遺伝子

ていることが明らかになったことである。これらの病原体は実際には宿主に疾患を引き起こすことなく、マイクロバイオームの中で他の微生物群集と共存していた。病原微生物がどのようにしてヒトに「感染」して疾患を引き起こすのか、マイクロバイオームの変容自体が疾患の発症に影響することがあるのか、などは川崎病の病因研究にとっても興味深い疑問である。

さらにもう一つ、川崎病の病因研究にとってインパクトのある結果が最近のマイクロバイオーム研究で明らかになった。マウスの腸内細菌叢のマイクロバイオーム研究から、腸管に棲む特定の細菌種が宿主の免疫系の発達に大きな影響を与えることが明らかになったことである。腸内細菌叢をもたない無菌マウスでは、パイエル板などの腸管の免疫組織の発達が十分ではなく、関節炎や炎症性腸炎などを発症しやすいことが知られている。通常のアダルトマウスの腸内細菌を無菌マウスの腸内に移植すると、関節炎や腸炎の発症が抑えられるのだが[30]、このようなマウスの腸内細菌叢のマイクロバイオーム解析から、特定の細菌種が宿主の免疫細胞の発達を左右していることが明らかになったのである[31]。たとえば、segmented filamentous bacteria(SFB)はIL-17を産生するT細胞、Th17を誘導して関節炎や実験的脳脊髄炎などの病態を悪化させるし、*Bacteroides fragilis*はIL-10を産生する制御性T細胞、iTregsを誘導して炎症性腸炎の発症を抑制することが証明されている[32,33]。どのような機序で免疫細胞が誘導されるのか、また、ヒトとマウスとで消化管のマイクロバイオームの働きに違いがあるのかなど、ヒトと共生するマイクロバイオームの相互作用は、川崎病の病因探索にとって目が離せない興味深い研究領域である。

川崎病が好発する乳幼児期は、母乳栄養から離乳期を経て成人普通食へと移行する時期である。先のHMPの研究から、ヒトの消化管マイクロバイオームは離乳食の開始とともに大きく変動し、1歳頃にはほぼ成人型に近づくことが明らかにされている[33]。この時期の消化管マイクロバイオームの不安定さが、あるいは乳幼児期の免疫系のホメオスターシスを維持することを難しくするのかもしれない。また、特定の遺伝的素因がマイクロバイオームの不安定さを、ひいては免疫制御系の不安定さを増大させることもあるかもしれない。新しいゲノム解析技術が切り拓く研究は、関連する遺伝因子の同定から川崎病の病態理解を深める可能性をもつし、あるいは全く新規な微生物、あるいはマイクロバイオームが川崎病の発症に影響することを明らかにする可能性を秘めている。特定の病原体、あるいは特定の遺伝子変異に的を絞った研究も必要ではあるが、なぜ川崎病は川崎病なのか、という観点から基礎医学研究者、臨床医、あるいは情報科学者が知恵を結集して病因研究を進めることが重要であろう。

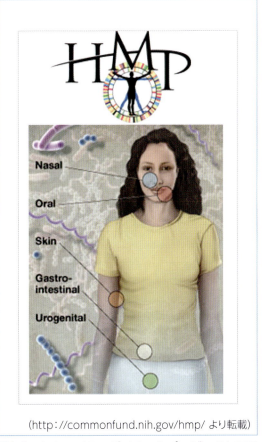

(http://commonfund.nih.gov/hmp/ より転載)

図1-3 ヒトマイクロバイオームプロジェクトでスワブを採取した部位

■ 文　献

1) 川崎富作．指趾の特異的落屑を伴う小児の急性熱性皮膚粘膜淋巴腺症候群（自験例50例の臨床的観察）．アレルギー．1967；16：178-222．
2) Behrman RE, Kliegman RM, Jenson HB, eds. 衞藤義勝監．ネルソン小児科学　原著第17版．エルゼビア・ジャパン，東京．
3) Nakamura Y, Yashiro M, Uehara R, et al. Monthly observation of the number of patients with Kawasaki disease and its incidence rates in Japan. J Epidemiol. 2008；18：273-9.
4) Uehara R, Belay ED. Epidemiology of Kawasaki disease in Asia, Europe, and the United States. J Epidemiol. 2012；22：79-85.
5) Abe J, Kotzin BL, Jujo K, et al. Selective expansion of T cells expressing T-cell receptor variable regions V beta 2 and V beta 8 in Kawasaki disease. Proc Natl Acad Sci USA. 1992；89：4066-70.
6) Leung DY, Meissner HC, Shulman ST, et al. Prevalence of superantigen-secreting bacteria in patients with Kawasaki disease. J Pediatr. 2002；140：742-6.
7) Yoshioka T, Matsutani T, Iwagami S, et al. Polyclonal expansion of TCRBV2- and TCRBV6-bearing T cells in patients with Kawasaki disease. Immunology. 1999；96：465-72.
8) Rowley AH, Bakker SC, Shulman ST, et al. Cytoplasmic inclusion bodies are detected by synthetic antibody in ciliated bronchial epithelium during acute Kawasaki disease. J Infect Dis. 2005；192：1757-66.
9) Rowley AH, Eckerley CA, Jäck HM, et al. IgA plasma cells in vascular tissue of patients with Kawasaki syndrome. J Immunol. 1997；159：5946-55.
10) Rowley AH, Shulman ST, Spike BT, et al. Oligoclonal IgA response in the vascular wall in acute Kawasaki disease. J Immunol. 2001；166：1334-43.
11) Kikuta H, Nakanishi M, Ishikawa N, et al. Detection of Epstein-Barr virus sequences in patients with Kawasaki disease by means of the polymerase chain reaction. Intervirology. 1992；33：1-5.
12) Rowley AH, Wolinsky SM, Relman DA, et al. Search for highly conserved viral and bacterial nucleic acid sequences corresponding to an etiologic agent of Kawasaki disease. Pediatr Res. 1994；36：567-71.
13) Shibata M, Ezaki T, Hori M, et al. Isolation of a Kawasaki disease-associated bacterial sequence from peripheral blood leukocytes. Pediatr Int. 1999；41：467-73.
14) 水谷哲也，黒田　誠，関塚剛史，他．ウイルスの網羅的解析による川崎病の原因究明．次世代シークエンサーによる川崎病の原因究明．日児誌．2010；114：242.
15) 黒田　誠．次世代シークエンサー網羅的配列解読法による川崎病の病原体候補カタログの作製．関東川崎病研究会レポート．2010；26：20-2.
16) Kuroda M, Hamada Y, Sato S, et al. Comprehensive detection of possible pathogens associated with Kawasaki disease using next-generation direct DNA sequencing. Pediatr Int. 2012；54（Suppl. 1）：70.
17) Fujita Y, Nakamura Y, Sakata K, et al. Kawasaki disease in families. Pediatrics. 1989；84：666-9.
18) Uehara R, Yashiro M, Nakamura Y, et al. Kawasaki disease in parents and children. Acta Paediatr. 2003；92：694-7.
19) Onouchi Y. Molecular genetics of Kawasaki disease. Pediatr Res. 2009；65(5 Pt 2)：46R-54R.
20) Onouchi Y, Tamari M, Takahashi A, et al. A genome-wide linkage analysis of Kawasaki disease：evidence for linkage to chromosome 12. J Hum Genet. 2007；52：179-90.
21) Onouchi Y, Gunji T, Burns JC, et al. ITPKC functional polymorphism associated with Kawasaki disease susceptibility and formation of coronary artery aneurysms. Nat Genet. 2008；40：35-42.
22) Onouchi Y, Ozaki K, Burns JC, et al. Common variants in CASP3 confer susceptibility to Kawasaki disease. Hum Mol Genet. 2010；19：2898-906.
23) Burgner D, Davila S, Breunis WB, et al. A genome-wide association study identifies novel and functionally related susceptibility loci for Kawasaki disease. PLoS Genet. 2009；5：e1000319.
24) Khor CC, Davila S, Breunis WB, et al. Genome-wide association study identifies FCG2A as a susceptibility locus for Kawasaki disease. Nat Genet. 2011；43：1241-6.
25) Lee YC, Kuo HC, Chang JS, et al. Two new susceptibility loci for Kawasaki disease identified through genome-wide association analysis. Nat Genet. 2012；44：522-5.
26) Relman DA. Microbiology：Learning about who

we are. Nature. 2012；486：194-5.
　　＜https：//commonfund.nih.gov/hmp/index＞
27）Human Microbiome Project Consortium. Structure, function and diversity of the healthy human microbiome. Nature. 2012；486：207-14.
28）Human Microbiome Project Consortium. A framework for human microbiome research. Nature. 2012；486：215-21.
29）Lozupone CA, Stombaugh JI, Gordon JI, et al. Diversity, stability and resilience of the human gut microbiota. Nature. 2012；489：220-30.
30）Olszak T, An D, Zeissig S, et al. Microbial exposure during early life has persistent effects on natural killer T cell function. Science. 2012；336：489-93.
31）Hooper LV, Littman DR, Macpherson AJ. Interactions between the microbiota and the immune system. Science. 2012；336：1268-73.
32）Ivanov II, Atarashi K, Manel N, et al. Induction of intestinal Th17 cells by segmented filamentous bacteria. Cell. 2009；139：485-98.
33）Round JL, Lee SM, Li J, et al. The toll-like receptor 2 pathway establishes colonization by a commensal of the human microbiota. Science. 2011；332：974-7.

川崎病の基本

2

疫学：全国集計の歴史と調査

中村　好一

川崎病全国調査

特定の集団における疾患の実際の発生状況を表す罹患率や有病率については、国の統計（厚生労働省が実施している患者調査や国民生活基礎調査など）で一部判明するものもあるが、一般的には疾病登録（地域がん登録など）などを行わないと分からないものが大部分で、これを明らかにするためには相当の労力と経費が必要である。

川崎病は一部の患者における心臓の障害による死亡例もあるが、致命率という観点から見ると高いわけではなく、したがって人口動態統計で観察される死亡の状況は罹患の状況をほとんど反映していない。しかしながら、その頻度や疫学像を明らかにすることは、当該疾患の対策や研究を進める上では必要不可欠なことであり、また、当該疾患の原因が不明な場合には、原因について考察する場合の重要な情報を提供する。このため、わが国では川崎病全国調査が1970年からほぼ2年に1度の頻度で実施されてきている。

川崎病の最初の原著論文[1]（この論文は英文対訳付きでサイトで読むことができるので、川崎病研究者の必読文献である。http://www.kawasaki-disease.org/tebiki/pdf/kawasaki.pdf）が1967年に刊行された3年後の1970年にこの疾患に関する厚生省（当時）の研究班が結成された。重松逸造、柳川洋ら疫学者を中心に、この年に第1回川崎病全国調査が実施された。以来、おおむね2年に1度の調査が行われてきており、報告がまとまっている。

最新の全国調査は2009年、2010年の2年間の患者を対象として2011年に実施した第21回調査である[2,3]。また、2013年には2011年、2012年の2年間の患者を対象とした第22回全国調査を実施している（第22回川崎病全国調査成績 http://www.jichi.ac.jp/dph/kawasakibyou/20130909/mcls22report.pdf）。2000年までの全国調査の方法や結果については既に書籍[4,5]や総説[6,7]で公表しているので、あわせてそちらを参考にしていただきたい。

最近の川崎病全国調査成績

川崎病全国調査[2,3]は100床以上で小児科を標榜している病院、および100床未満の小児専門病院を対象として、近年は2年に1度実施している。全国すべての対象医療機関に依頼状、調査票、診断の手引きを郵送し、過去2年間のすべての患者の報告をお願いしている。第21回全国調査は2011年1月に2009年、2010年の2年間の患者を対象に実施した。

このときの調査票はサイト（http://www.jichi.ac.jp/dph/kawasaki.html）で公開しているし、このサイトに掲載している報告書の最終ページにも資料として掲載している。2,072病院に調査票を送付し、1,445病院（71.1％）から回答を得た。なお、他のデータとの照合により、この程度の回収率で全患者の8～9割が補足されていると推計されている[8]。

調査対象とした2年間（2009～2010年）の患者数は23,730人（2009年：10,975人、2010年：12,755人）で男13,515人、女：10,215人であった。2年間平均の罹患率は0～4歳人口10万対222.9/年（男：247.6、女：196.9）であった。

図2-1に性別・年次別患者数と罹患率を示す。過去3回、1979年、1982年、1986年に全国的な流行があったが、その後はこのような流行は観察されていない。しかし、1990年代半ばより患者数/罹患率が徐々に上昇し、しかも少子化の影響で罹患率の上昇は患者数のそれよりも高度で、図2-1に示すように近年の罹患率は過去の流行年よりも高くなっている。図2-2に過去10年間の月別患者数を示す。2009年、2010年はそれまでの年と少しパターンが異なっているが、いずれにしても冬場に患者が多く、夏にも少し上昇が見られている。2009年は全国的に新型インフルエンザが流行したが、従来とは異なる2009年のパターンにはインフルエンザの流行が影響を与えているとしても、1月から変化しているためこれだけでは説明はつかない。このような季節変動を示す疾患の背景には、感染症か季節性のアレルゲン以外には考

えにくい。いずれにしても今後の動向を見守る必要がある。

性・年齢別罹患率を図2-3に示す。従来と同様に、乳児期後半にピークを持つ一峰性のカーブであった。都道府県別罹患率の観察では、特定の地方での高罹患率の都道府県の集中といった現象は観察されていない。

報告患者の78.7％は典型例（6つの主要症状の5つ以上を提示）、2.6％が非典型例（4主要症状＋心障害）、18.6％が不全型（4つの主要症状で心

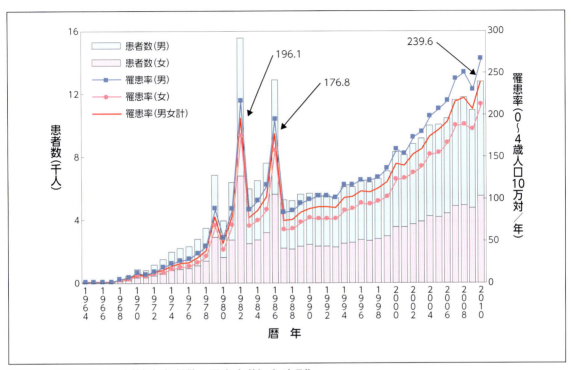

図2-1　日本における川崎病患者数と罹患率（性・年次別）

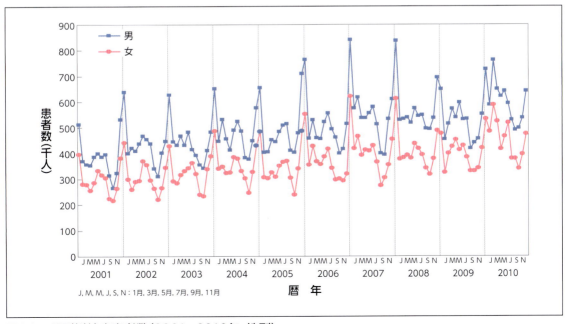

図2-2　月別川崎病患者数（2001～2010年、性別）

障害なし、または主要症状の数が3つ以下で、主治医が川崎病を疑った患者)であった。同胞例は376人(1.6%)、両親の少なくとも一方に川崎病の既往がある者が163人(0.7%)、848人(3.6%)が再発例であった。

2,212人(9.3%)が急性期の心障害を、711人(3.0%)が心後遺症を発症していた。年齢別の発症頻度は、男、乳児と5歳以上の年長児で多い傾向が見られた。全国調査の回ごとの急性期心障害および心後遺症の割合は図2-4に示すように、着実に減少している。

21,247人(89.5%)が免疫グロブリン(IVIG)療法を受けていた。このうちの3,532人(16.6%)がIVIG不応例として報告され、IVIG追加療法(91.5%)、ステロイド療法(29.0%)、インフリキシマブ投与(4.3%)、免疫抑制薬投与(3.7%)、血漿交換療法(2.2%)を受けていた。

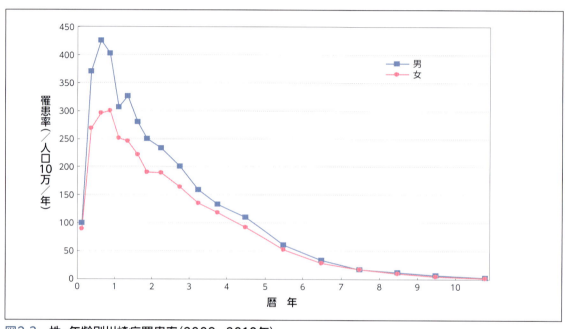

図2-3 性・年齢別川崎病罹患率(2009、2010年)

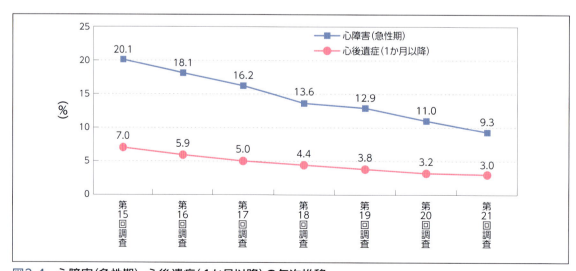

図2-4 心障害(急性期)、心後遺症(1か月以降)の年次推移

全国調査から派生した研究

全国調査の結果の解析、あるいは全国調査のデータに別のデータを付加した解析結果の概要を紹介する。

1) 患者が受診する医療機関

以前は小児の冠動脈に対する断層心エコー検査が可能な病院が限られており、可/不可を観察する研究もあった[9]。また、複数の医療機関から報告された患者の観察で、後の方が医療機関の規模が大きく断層心エコー検査や冠動脈造影検査実施可能なところが多いことも確認されている[10]。また、日本川崎病研究会（現在は日本川崎病学会）の会員が勤務する病院や規模の大きな病院で心後遺症の出現頻度が高いことが明らかにされた[11]が、これはこのような病院に重症例が集まることによる現象と考えられる。さらに、小児科病床がない病院では患者が少なく[12]、患者の8割以上が小児循環器専門医が勤務する病院を受診していた[13]。

2) 感染症との発生動向の比較

疫学データからは川崎病の発生に感染症の関与が疑われているが、他の感染症の発生動向と川崎病の発生を比較した研究では発生状況が一致したものは観察されなかった[14]。

3) 地域集積性・時間集積性

前述の通り、川崎病発生には季節性があるが、詳細に観察すると地域集積性や時間集積性が認められる[15~17]。これらの事実からも川崎病発生に感染症が関与することが推測される。

4) 年齢別罹患率

年齢別の罹患率が季節によって異なることが観察され[18]、このことより川崎病発生に感染症が関与する場合に、複数の感染症の関与も考えられることが推察された。

5) 再発

再発患者で心後遺症の割合が高いのは後述の通りだが、症例対照研究でIVIG療法が再発のリスクを上昇させることが明らかにされている[19]。また、再発例の中の同胞例の割合は通常の同胞例の割合の3倍の高頻度であった[20]。

6) 親子例

川崎病患者の両親の川崎病既往歴については第16回調査（1999～2000）から項目として取り上げられている。頻度を明らかにする[21]とともに、親に川崎病の既往があると小児のリスクが上昇することが明らかにされており[22]、川崎病発症にホスト側の要因も関与していることが推測される。しかしながら、全国調査をベースとした遺伝子解析では、遺伝的背景を決定づける結果は得られていない[23~25]。

7) 長期予後

栃木県の全国調査報告例と学校心臓検診結果のリンケージにより、川崎病の既往がある中学1年生とそうではない者と比較して3倍の頻度で心電図異常があることが判明した[26]。また、川崎病既往者6,576人の長期の生死確認において、①心後遺症がない者では一般人との死亡率の差はないこと、②心後遺症がある男では死亡率の上昇が見られること、が観察されている[27]。

8) 出生コホート解析

年次・年齢別の発生頻度を同一年の出生者に組み換えて観察する出生コホート解析では、川崎病の累積罹患率は過去最高の患者数だった前年の1981年生まれで最も高いこと[28]、心後遺症の累積罹患率は後年出生群ほど低下していること[29]、および心後遺症の種類ごとの観察でも同様の傾向があること[30]、にもかかわらず、心電図異常者の割合は上昇している可能性があること[31]などが判明した。

9) サーベイランスとの比較

全国調査は2年に1回の実施頻度なので、直近の川崎病の発生状況については明らかにできない。そのため、過去には研究班が実施したサーベイランスに加えて、厚生省（当時）の感染症サーベイランスシステムにも対象疾患として川崎病が取り上げられていた（1999年3月まで）[32]。現在はインターネットを利用した川崎病研究センターのサーベイランスシステムが稼働している[33]。いずれも全国調査の結果と比較し、妥当性の保証がなされている。

10）入院期間

第17回調査（2001～2002年）では初診時病日に加えて退院時病日も尋ねており、入院期間の観察が可能であった[34]。急性期の心障害、5歳以上の年長児、初診時病日が早いことなどが長期入院のリスクであり、一方でかつてのIVIG 400mg/kg体重×5日投与と比較して短期単回療法が入院期間を短縮することが明らかになった。

11）主要症状

主要症状の出現頻度を第1回調査と第17回調査（2001～2002年）で比較すると、第17回調査では口唇・口腔所見、四肢末端の変化の出現頻度が低く、眼球結膜の充血の頻度が高かった[35]。また、主要症状ではないがBCG接種部位の変化は川崎病診断に有用であることが明らかにされた[36]。

12）不全型

不全型が増加傾向にあること、典型例と同様の季節変動であること、典型例の心後遺症割合の減少の一方で不全型の心後遺症の頻度は減少していないこと、などが明らかにされている[37]。

13）心後遺症の解析

1982～1984年の患者を対象とした第8回全国調査より、それぞれの患者で心後遺症（発病後1か月）が残ったかどうかを調査項目に入れている。第15回調査（1997～1998年）からは急性期の心障害と1か月以降の心後遺症に分けて有無を確認している[4,5]。後遺症については、古くは第8回全国調査（1982～1984年）から解析したもの[38]があるが、当時の男、乳児例と年長例[39]、再発例などで後遺症の割合が高いことは、いまでも同様である。川崎病再発例の心後遺症については詳細な観察[40]もあり、文献46では初回と再発時の追跡結果も示されている。

また、巨大冠動脈瘤については症例対照研究を実施し[41]、男、0歳児などのリスクを数量的に評価している。さらに、主要6症状すべてがそろっている例で心後遺症のリスクが高いこと[42]、不全型においても心後遺症が発生しているので「不全型＝軽症川崎病」ではないことなども提示している[43]。第6病日までの初回IVIG療法が1か月後の心後遺症のリスクを軽減させることも明らかになっている[44]。第4病日以前にIVIG療法を開始することについては、結論が一致していない[45,46]。

14）検査値

過去の全国調査で初診時や最高値の検査データの報告を求めたことがあるが、CRP[47]と血清ナトリウム[48]について詳細な解析を行っている。

15）IVIG療法

治療法の変遷を詳細にまとめたものには、少し古いが屋代の報告[49]がある。前述の通り、近年ではIVIG療法を受ける患者は全体の8～9割で推移している。IVIG不応例に関する詳細な観察では、不応例が心後遺症の危険因子であること[50]、対応としてIVIG追加投与が一般的であること[51]などが明らかにされている。また、男、再発例、IVIG開始が第1～4病日（第5～9病日に対して）が不応例のリスクとなっていた[52]。

16）その他

一部の都道府県の解析では全国の状況と異なる傾向が観察される項目もあることが判明した[53]。診断の手引き改訂の影響も検討されている[54]。

記述疫学研究と川崎病病因論

記述疫学研究においては、疾病の分布を「人」、「時間」、「場所」の3つの切り口で観察し、これらを元にその疾病の原因や危険因子に関する仮説を形成する。川崎病については、本稿でここまで論じてきたことをこの3つの切り口でまとめると、表2-1に示すような特徴を持つことが判明している。

これまでさまざまな川崎病の原因説が提唱されてきたが、表2-1で示す疫学像を説明できる、あるいは提唱された原因は表2-1に示す疫学像と矛盾しない原因か否かの検証をきちんと行ってきたかどうか、疫学者は反省しなければならないかもしれない。しかし、例えば米国からはいまでも学会などで絨毯のシャンプーが川崎病の原因である、あるいはリスクを上昇させる、といったデータの提示がある。誤解のないように付記するが、

米国では住宅の床は絨毯敷きが一般的であり、これが汚れると絨毯の掃除を専門に行う業者に依頼して掃除をしてもらう。掃除と言っても、絨毯の上に水性の洗剤を撒き、これを大型の電気掃除機のようなもので吸い取っていくのである。どのような洗剤を使用しているのか詳細は分からないが、小児が直接接触する絨毯に大量の洗剤を撒き、どの程度きちんとすすいでいるのかも不明であり、健康上の問題が発生していても不思議ではない慣習である。

しかし、このような学会発表に対しては、①米国よりも日本のほうが川崎病の罹患率は高いこと（このことを否定する研究者や小児科医は、まずいない）、②日本では絨毯のシャンプーの習慣がないこと（一般的には、汚れた絨毯は廃棄して、新しい絨毯を敷く）、の2点より、「絨毯のシャンプーが川崎病の原因（危険因子）であるのであれば、日米の罹患率の違いはどのように説明するのか？」と尋ねているが、明確な、納得できる回答が返ってきたことはない。後述のように、川崎病発生にホスト側の要因があるとしても、絨毯のシャンプーが原因（危険因子）であるのであれば、日米の罹患率の違いを説明できない。

これまでに得られた記述疫学研究の結果から、筆者は川崎病の原因として「感染症の関与」+「ホスト側の要因」を唱えている。表2-2にそれぞれのもととなる疫学像をまとめた。

感染症の関与について、最も大きく関わっているのが流行の季節性である。図2-2に示すように、2009年、2010年は従来のパターンと少し異なるが、従来から1月に患者数が最も多く、夏場にも少し患者の増加が見られ、10月には患者が最も少ない。このような患者数の季節変動が大きな疾患の原因として、感染症が関与しないのであれば、あとは季節変動があるアレルゲンによるアレルギー反応しか考えられない。ただし、一部に川崎病発生とスギ花粉症との関連を主張する研究者もいるが、筆者は与しない。少なくとも図2-2に示す季節性はスギ花粉の季節性とは異なっている。

また、川崎病の発症に感染症が関与すると考える場合、病原体が直接川崎病を引き起こすのではなく、病原体への感染がトリガーとなって川崎病が起こると考えると、合理的に説明がつく部分がある。冬場の大きな山に加えて夏場の小さな山があるのは、それぞれの季節で比較的多い別の感染源がトリガーになっているとすると説明がつく。また、外国で流行の季節性がわが国と異なっている（例えば韓国や台湾では初夏に患者が多い）が、これもそれぞれの地域で異なる感染源がトリガーになっているとすると説明できる。

なお、少なくともわが国では、ヒトからヒトに感染する感染症とは異なり、川崎病の患者を「川崎病」という理由だけで個室に入院はさせないし、

表2-1 記述疫学で明らかになった川崎病の特徴

人
- 性比　　　男/女=1.4
- 年齢分布　0歳児にピーク，80%が4歳未満
- 人種　　　日本人に多い
- 米国では　日本人＞アジア系＞黒人＞白人
- 同胞発生
- 親子発生例

時間
- 3回にわたる流行
- 患者数の季節変化
- 秋にやや少ない（?）

場所
- 世界60か国以上から報告
- 外国でも流行あり（韓国，台湾など）
- 流行の移動
- 団地や離島での発生

表2-2 川崎病の記述疫学像と原因

感染の関与を疑わせる疫学像
- 3回の全国的な流行
- 流行の移動
- 乳児期後半にピークがある一峰性の年齢分布
- 地域集積性
- 流行の季節性
- 同胞発症例の存在
- 小地域での関連がある発生

宿主要因の関与を疑わせる疫学像
- 予防接種がない時代の麻疹や水痘に比べると低い罹患率
- 罹患率の人種差
- 親子例や同胞例の存在

川崎病の小児を入院させた病室で他の患者から川崎病が発生した、という報告もほとんど見られない。これらの事実もトリガーとしての感染の関与を間接的に支持するものと考えることができる。

図2-1に示すように、わが国では1979年、1982年、1985～1986年の3回、全国的な川崎病の流行が見られた。1979年には「桜前線とともに川崎病が日本列島を北上」といわれたように、春の早い段階で西日本で患者が多発し、この流行が初夏にかけて東日本/北日本に移動していった。1982年、1985～1986年には東京、大阪などの大都市から流行が始まり、これが近隣の府県に拡大していったことが観察された。このような現象も感染症の関与があれば説明ができる。

図2-3に示す年齢別罹患率も感染症の関与で説明ができる。新生児期は胎盤を介しての母体から移行した免疫グロブリンの影響が残っているため、罹患率が低い。これがなくなる時期に罹患率は上昇し、0歳後半でピークを迎え、これ以降は集団免疫ができるので年齢が上昇するに従って罹患率は低下していくと考えられる。

同胞発症例については、Fujitaら[55]が「川崎病の子供を持つ親の会」の協力を得て、同胞例の詳細な調査を行った論文がある。これによると、①同胞の1人が川崎病に罹患すると他の同胞の川崎病のリスクは通常の10倍ほどに上昇していること、②同胞例の発症の時間的関連を観察すると(a)同日発症と(b)1週間の間隔に若干のピークがあること、などが判明した。感染症の関与を仮定すると(a)は当然のことだし、(b)についても同日発症は同時感染、1週間は潜伏期間とすると説明がつく。

その他、患者の地域集積性(文献15では川崎病の罹患率を市町村単位で観察し、山形県では罹患率が高い市町村が数多く観察されたのに対して、県境を越えた宮城県では罹患率が高い市町村がそれほど見られなかったことなどを明らかにしている)や小地域での関連がある現象なども、川崎病発症に感染が関与しているとすれば合理的に説明ができる。

一方で、単純に感染の関与だけでは説明できない疫学像もある。罹患率の人種差はその最たるもので、表2-1に示すように米国での成績ではあるが、日本人＞アジア系＞黒人＞白人という罹患率の差は感染の関与だけでは説明がつかず、ホスト側の要因の関与を疑わせる。前述の同胞例について、感染の関与を疑わせる一つの状況として紹介したが、ホスト側の要因の側面もある。また、第16回全国調査から個々の症例について両親の川崎病の既往の有無を尋ねている。この結果から、両親に川崎病の既往があると小児の川崎病のリスクが少し上昇していることが判明している。なお、父よりは母の川崎病の既往の数のほうが多い結果となっているが、川崎病の患児に対する主治医の問診は母に対してであることが多く、母は自分の川崎病の既往の有無については知っているものの、夫(＝患児の父)の既往の有無は知らないために、このような現象が起こっているものと推測されている。

図2-1に示すように川崎病の患者数/罹患率は上昇している。しかし、予防接種がない時代の麻疹や水痘などに比較すると、その罹患率は依然として低い。例えば、ある程度以上の年齢の方では、幼稚園や小学校で児童/生徒の1人がこれらの疾患に罹患すると、同じクラスで多くの小児に感染したことを記憶している方も多いと思う。これに比較すると川崎病の罹患率はそれほど高くはなく、感染(トリガー)してもホスト側の要因によって川崎病を発症しない小児も多くいると考えると、説明がつくのかもしれない。

以上、現在までの川崎病の疫学像から、川崎病の発症に「感染症の関与」と「ホスト側の要因」が関与しているという仮説を展開した。あくまでも仮説ではあるが、逆にこれまでの疫学研究で明らかになっている川崎病の疫学像を説明できない原因論説については、今後も批判していかなければならない。

まとめ

 以上、川崎病全国調査の最近の傾向と、全国調査成績をもとにした研究の概要を紹介した。また、観察された疫学像から川崎病の発症に関する仮説の展開を行った。患者1人ひとりの情報量は医療機関が保持する診療録などとは比較にならないが、小児科医のご協力を得て、全国から40年以上にわたって収集し続けた膨大なデータからはさまざまなことが明らかにされている。また、疫学像（特に季節変動）は川崎病の発生に感染症が関与していることを示唆している。

 今後とも川崎病全国調査については継続する必要があるので、全国の小児科医のご協力をあらためてお願いしたい。

文献

1) 川崎富作. 指趾の特異的落屑を伴う小児の急性熱性皮膚粘膜淋巴腺症候群（自験例50例の臨床的観察）. アレルギー. 1967；16：178-222.
2) 屋代真弓, 上原里程, 中村好一, 他. 第21回川崎病全国調査成績. 小児診療. 2012；75：507-23.
3) Nakamura Y, Yashiro M, Uehara R, et al. Epidemiologic features of kawasaki disease in Japan：results of the 2009-2010 nationwide survey. J Epidemiol. 2012；22：216-21.
4) 柳川 洋, 中村好一, 屋代真弓, 他編. 川崎病の疫学：30年間の総括. 東京：診断と治療社, 2002.
5) Yanagawa H, Nakamura Y, Yashiro M, et al. Eds：Epidemiology of Kawasaki disease：a 30-year achievement. Tokyo：Shindan-To-Chiryosha Co., Ltd. 2004.
6) 中村好一, 屋代真弓, 上原里程. 川崎病全国調査からみた川崎病疫学の特徴とその変遷. 日小児循環器会誌. 2012；28：148-56.
7) Uehara R, Belay ED. Epidemiology of Kawasaki disease in Asia, Europe, and the United States. J Epidemiol. 2012；22：79-85.
8) 渡辺晃紀, 大木いずみ, 尾島俊之, 他. 川崎病患者数に関する検討：栃木県における小児慢性特定疾患認定情報と川崎病全国調査を用いて. 日児誌. 2002；106：1892-95.
9) Koyanagi H, Nakamura Y, Yashiro M, et al. Hospital facilities available to patients with Kawasaki disease：results of a national survey of Kawasaki disease in Japan. Acta Paediatr Jpn. 1996；38：562-6.
10) 屋代真弓, 柳川 洋, 中村好一, 他. 川崎病患者の複数医療機関受診状況の解析. 小児診療. 1996；59：1013-8.
11) 中村好一, 屋代真弓, 柳川 洋. 川崎病全国調査からみた医療施設の特性と心後遺症（川崎病：冠動脈瘤を作らぬ診断と治療のコツはあるのか）. 小児診療. 2000；63：671-6.
12) 上原里程, 中村好一, 屋代真弓, 他. 施設特性から見た川崎病診療の観察：第15回川崎病全国調査より. 小児診療. 2001；64：1404-8.
13) 中村好一, 屋代真弓, 上原里程, 他. わが国の川崎病患者は小児循環器専門医が勤務している病院を受診しているか. 日児誌. 2007；111：1078-83.
14) 中村好一, 永井正規, 柳川 洋, 他. 川崎病と主要感染症の週別発生状況の解析. 日児誌. 1983；87：2149-57.
15) 中村好一. 川崎病の地域集積性および時間集積性に関する記述疫学的研究. 日児誌. 1987；91：896-910.
16) Burns JC, Cayan DR, Tong G, et al. Seasonality and temporal clustering of Kawasaki syndrome. Epidemiology. 2005；16：220-5.
17) Nakamura Y, Yashiro M, Uehara R, et al. Monthly observation of the numbers of patients and incidence rates of Kawasaki disease in Japan：chronological and geographical observation from nationwide surveys. J Epidemiol. 2008；18：273-9.
18) 屋代真弓, 中村好一, 柳川 洋. 第15回川崎病全国調査で観察された年齢別罹患率曲線の変化. 日児誌. 2001；105：437-41.
19) Nakamura Y, Yanagawa H, Ojima T, et al. Cardiac sequelae of Kawasaki disease among recurrent cases. Arch Dis Child. 1998；78：163-5.
20) 柳川 洋, 永井正規, 大金央子, 他. 川崎病再発例, 同胞例の疫学像. 日本公衛誌. 1985；32：3-7.
21) Uehara R, Yashiro M, Nakamura Y, et al. Kawasaki disease in patients and children. Acta Paediatr. 2003；92：694-7.
22) Uehara R, Yashiro M, Nakamura Y, et al. Parents with a history of Kawasaki diseas whose child also had the same disease. Pediatr Int. 2011；53：511-4.
23) Onouchi Y, Onoue S, Tamari M, et al. CD40 ligand gene and Kawasaki disease. Eur J Hum Genet. 2004；12：1062-8.
24) Onouchi Y, Gunji T, Burns JC, et al. ITPKC functional polymorphism associated with Kawasaki disease susceptibility and formation of

coronary artery aneurysms. Nat Genet. 2008；40：35-42.
25) Onouchi Y, Ozaki K, Buns JC, et al. Common variants in CASP3 confer susceptibility to Kawasaki disease. Hum Mol Genet. 2010；19：2898-906.
26) Hirata S, Nakamura Y, Matsumoto K, et al. Long-term consequences of Kawasaki disease among first-year junior high school students. Arch Pediatr Adolesc Med. 2002；156：77-80.
27) Nakamura Y, Aso E, Yashiro M, et al. Mortality among persons with a history of Kawasaki disease in Japan：Mortality among males with cardiac sequelae was significantly higher than that of general population. Circ J. 2008；72：134-8.
28) 河合邦夫, 屋代真弓, 中村好一, 他. 出生年コホート別にみた川崎病累積罹患率. 小児診療. 2008；71：151-5.
29) 河合邦夫, 屋代真弓, 中村好一, 他. 川崎病の出生年コホート別心後遺症累積罹患率. 日児誌. 2009；113：1212-8.
30) 河合邦夫, 屋代真弓, 中村好一, 他. 出生年コホート別にみた川崎病心後遺症の種類別の累積罹患率. 小児保健研究. 2010；69：380-6.
31) Kawai K, Yashoro M, Nakamura Y, et al. Relationship between the cumulative incidence of Kawasaki disease and the prevalence of electrocardiographic abnormalities in birth-year cohorts. J Epidemiol. 2010；20：453-9.
32) 中村好一, 屋代真弓, 柳川 洋. 過去10年間の川崎病全国調査との対比による感染症サーベイランス情報の評価. 日本公衛誌. 2000；47：1029-35.
33) Nakamura Y, Yashiro M, Ae R, et al. Characteristics and validity of a Web-bases Kawasaki disease surveillance system in Japan. J Epidemiol. 2010；20：429-32.
34) 上原里程, 屋代真弓, 大木いずみ, 他. 川崎病患者の入院期間. 日児誌. 2005；109：478-83.
35) 大木いずみ, 屋代真弓, 上原里程, 他. 川崎病全国調査に基づく主要症状の出現状況に関する初期と現在の比較. 日児誌. 2005；109：484-91.
36) Uehara R, Igarashi H, Yashiro M, et al. Kawasaki disease patients with redness or crust formation at the Bacille Calmette-Guérin inoculation site. Pediatr Infect Dis J. 2010；29：430-3.
37) 上原里程, 屋代真弓, 中村好一, 他. 川崎病容疑例（狭義の不全型）の疫学的特徴. 日児誌. 2010；114：497-502.
38) Nakamura Y, Fujita Y, Nagai M, et al. Cardiac sequelae of Kawasaki disease in Japan：statistical analysis. Pediatrics. 1991；88：1144-7.
39) Muta H, Ishii M, Sakaue T, et al. Older age is a risk factor for the development of cardiovascular sequelae in kawasaki disease. Pediatrics. 2004；114：751-4.
40) Nakamura Y, Oki I, Tanihara S, et al. Cardiac sequelae in recurrent cases of Kawasaki disease：a comparison between the initial episode of the disease and a recurrence in the same patients. Pediatrics. 1998；102：E66.
41) Sudo D, Monobe Y, Yashiro M, et al. Case-control study of giant coronary aneurysms due to Kawasaki disease：the 19th nationwide survey. Pediatr Int. 2010；52：790-4.
42) Nakamura Y, Yashiro M, Sadakane A, et al. Six principal symptoms and coronary artery sequelae in Kawasaki disease. Pediatr Int. 2009；51：705-8.
43) Sonobe T, Kiyosawa N, Tsuchiya K, et al. Prevalence of coronary artery abnormality in incomplete Kawasaki disease. Pediatr Int. 2007；49：421-6.
44) Zhang T, Yanagawa H, Oki I, et al. Factors relating to the cardiac sequelae of Kawasaki disease one month after initial onset. Acta Paediatr. 2002；91：517-20.
45) 荻野廣太郎, 岡本真道, 藤原 亨, 他. 川崎病の免疫グロブリン療法における初回投与量と投与開始病日とからみた冠動脈障害の発生頻度. 日児誌. 2003；107：1506-13.
46) Muta H, Ishii M, Egami K, et al. Early intravenous gamma-globulin treatment for Kawasaki disease：The nationwide surveys in Japan. J Pediatr. 2004；144：496-9.
47) Koyanagi H, Yanagawa H, Nakamura Y, et al. Serum C-reactive protein levels in patients with Kawasaki disease：from the results of nationwide surveys of Kawasaki disease in Japan. Acta Paediatr. 1997；86：613-9.
48) Muta H, Ishii M, Egami K, et al. Serum sodium levels in patients with Kawasaki disease. Pediatr Cardiol. 2005；26：404-7.
49) 屋代真弓, 上原里程, 大木いずみ, 他. 川崎病患者に対するガンマグロブリン治療の変遷 1993〜2002. 日児誌. 2004；108：1461-6.
50) 上原里程, 浦島 崇, 浦島充佳, 他. 川崎病に対する免疫グロブリン400mg/kg/日5日間投与府応例の症例対照研究. 日児誌. 2002；106：1642-8.
51) Uehara R, Yashiro M, Oki I, et al. Re-treatment

regimens for acute atage of Kawasaki disease patients who failed to respond to initial intravenous immunoglobulin therapy : analysis from the 17th nationwide survey. Pediatr Int. 2007 ; 49 : 427-30.

52) Uehara R, Belay ED, Maddox RA, et al. Analysis of potential risk factors associated with nonresponse to initial intravenous immunoglobulin treatment among Kawasaki disease patients in Japan. Pediatr Infect Dis J. 2008 ; 27 : 155-60.

53) 須藤大輔, 飯田実加, 小野原貴之, 他. 千葉県における川崎病の疫学(2003～2004年). 小児診療. 2008 ; 71 : 340-4.

54) Muta H, Ishii M, Iemura M, et al. Effect of revision of Japanese diagnostic criterion for fever in Kawasaki disease on treatment and cardiovascular outcome. Circ J. 2007 ; 17 : 1791-3.

55) Fujita Y, Nakamura Y, Sakata K, et al. Kawasaki disease in families. Pediatrics. 1989 ; 84 : 666-9.

川崎病の基本

3

川崎病の病理組織学的特徴

高橋　啓

はじめに

血管炎とは「血管壁を炎症の場とする疾患」と定義される。血管には大動脈、中・小動脈、細動脈、毛細血管、細静脈、静脈、大静脈そして肺循環系があり、疾患により優位に侵される血管の分布が異なる。現在、血管炎を理解する際に広く用いられているチャペルヒル分類は、系統的血管炎疾患を侵襲される血管のサイズにより分けたものである（図3-1）[1]。一方、血管炎を組織学的に評価する際には、浸潤細胞の主体が好中球か組織球か、あるいは好酸球か、フィブリノイド壊死があるか、肉芽腫の形成や多核巨細胞の出現があるかといった点に着目する必要がある。

これらの視点から川崎病血管炎を見てみると、①冠状動脈をはじめとする中型筋型動脈が優位に侵襲される系統的血管炎疾患であり、②全身の動脈炎は一峰性の急性炎症性経過をとり急性炎症像と陳旧期病変が混在することはなく、③浸潤細胞の主体は単球/マクロファージでフィブリノイド壊死を見ることは極めて稀である点が、病理組織学的特徴であると要約できる。

1）系統的血管炎としての川崎病

剖検観察の限りでは冠状動脈炎はほぼ必発であるが、血管炎は大動脈や腸骨動脈などの大型弾性型動脈から直径数100μmの小型筋型動脈に至るまでの幅広い分布を示す（図3-2）[2]。冠状動脈の他にも腎動脈や脾動脈、腸間膜動脈、肋間動脈など大動脈から分岐した中型筋型動脈にしばしば炎症が生じ、動脈瘤を形成することがある（図3-3）[3]。しかし、汎血管炎はいずれも実質臓器外動脈に限局し、実質臓器内の動脈に血管炎は生じない。また、全身の動脈の炎症は冠状動脈とほぼ同期して推移し、炎症開始後ただちにピークを迎え、その後徐々に消退していく。動脈と伴走する静脈にも高頻度に炎症が発生する。

2）冠状動脈炎の組織学的変化

冠状動脈の場合、川崎病発症後6〜8日に内膜と動脈周囲の炎症細胞浸潤として炎症が始まる。第10病日頃汎動脈炎に至り（図3-4）、その後直ちに動脈全周の炎症となる[4,5]。この時期の病変内には単球/マクロファージとともに好中球が相

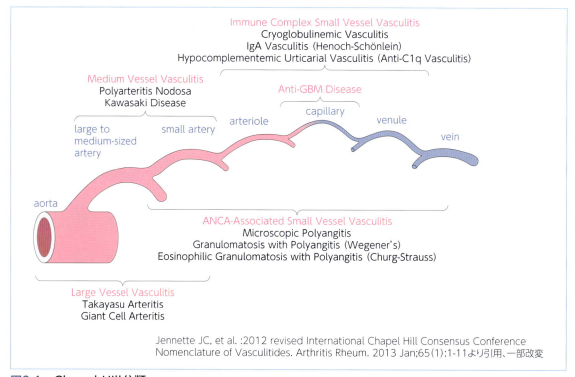

図3-1　Chapel Hill分類

当数出現しており，好中球や単球/マクロファージから放出される諸酵素や活性酸素などが動脈構築破綻に大きく関与すると考えられる[6]。動脈全周，全層に広がった高度の炎症により動脈構築は著しく傷害され（図3-5），その結果，動脈脆弱化により遠心性の拡張が始まる（図3-6）[4]。動脈瘤は動脈分岐部に生じることが多く，球状あるいはソーセージ状の拡張として認識される。フィブリノイド壊死は観察されず免疫複合体の沈着も証明されない。高度の炎症細胞浸潤は第25病日頃まで継続した後，徐々に沈静化し瘢痕治癒する（図3-7）。

臨床上，冠状動脈の一過性拡張や動脈瘤が一定の期間の後に退縮することが知られているが，これらに対応する病理組織学的変化は動脈内膜の全周性肥厚であり，内腔の正常化は見かけ上のもので，炎症によりもたらされた器質的変化が残存することが明らかにされている（図3-8）[7,8]。この一方，巨大動脈瘤を残した場合には瘤の退縮は起こらず，内腔拡張が残存したままの病変と瘤内の血栓性閉塞後再疎通がもたらされた病変とに大別できる[9,10]。前者の内腔拡張動脈瘤では瘤壁に広範な石灰化がもたらされ，突然死例の多くで動脈瘤内を占拠する新鮮血栓が観察される（図3-9）。さらに，瘤の出入り口部では内膜肥厚が進行し狭窄性病変へと進展する危険性がある。一方，血栓閉塞後再疎通動脈瘤は蓮根のような割面が特徴的（図3-10）で，中枢側の1本の冠状動脈が瘤部で複数の再疎通血管に分岐後，末梢側で再び合流し1本の動脈になる。この再疎通血管に血栓性閉塞が生じる頻度は低いが，再疎通血管の内側に生じた内膜肥厚により狭窄に陥ることがある。

3）血管病変以外の主要臓器の病理組織像
（1）心筋病変

急性期川崎病の多くの症例で心筋炎，心内膜炎が発生すると考えられており，しばしば弁逆流や心嚢液貯留を伴う。臨床的に治療を要することは稀であるが，伝導障害や左室機能不全により重症かつ致死的な経過をたどる症例も稀ながら存在する。Haradaら[11]の報告によれば急性期剖検例の全例で心筋層内に好中球や単球/マクロファージを主とする炎症細胞浸潤が見られた。この炎症細

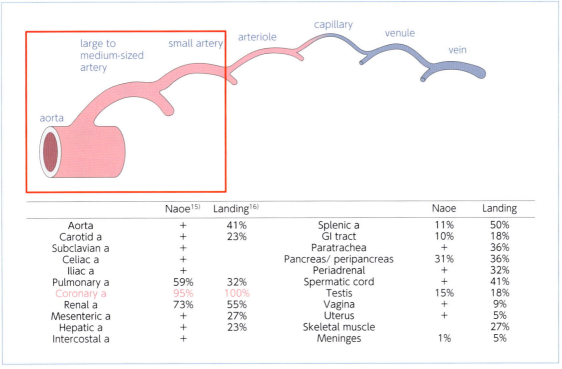

図3-2　川崎病で観察される動脈炎の分布

胞浸潤は冠状動脈壁における細胞浸潤よりも早い時期から認められ、第10病日以降に顕著となり、第20病日以降徐々に消退していく。多くの場合、炎症細胞浸潤は心筋間質に分布し心筋細胞壊死を伴わない（図3-11）。また、病初期には心全体に炎症細胞浸潤が見られるのに対して、第12病日以

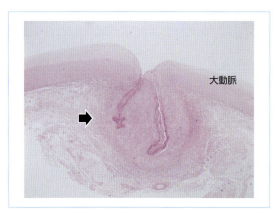

図3-3 動脈瘤形成を伴った肋間動脈炎（矢印）

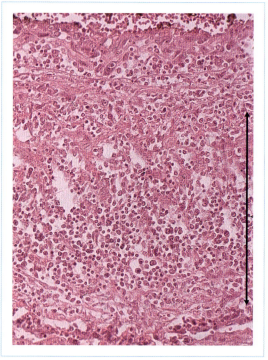

図3-5 高度の汎血管炎
著明な炎症細胞浸潤により、内弾性板や中膜平滑筋層などの動脈構成成分が著しく傷害される。浸潤細胞の大部分は大単核細胞、すなわち、単球/マクロファージである。（矢印：中膜）

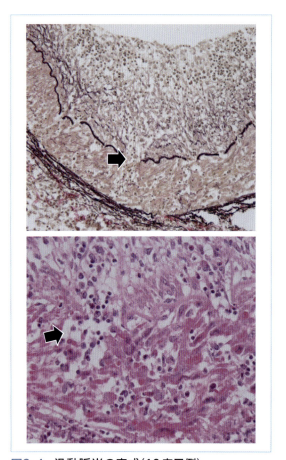

図3-4 汎動脈炎の完成（10病日例）
動脈内外両側から侵入した炎症細胞は中膜に達し、全層性の炎症に至る。
内弾性板の断裂部（矢印）に一致して炎症細胞が中膜に達する。

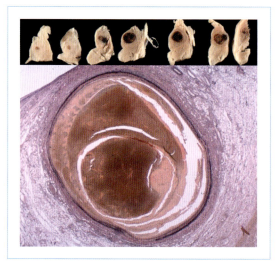

図3-6 冠状動脈瘤
風船のように遠心性に均等に膨らんだ動脈瘤。剖検例の多くで動脈瘤内に新鮮血栓が充満する。

降は心基部、心外膜側に局在化していく。

一方、刺激伝導系においても、房室結節、洞房結節、HIS束、脚などに高率に炎症細胞浸潤が認められる。

川崎病で観察される心筋間質の単球/マクロファージを主体とした細胞浸潤はウイルス性心筋炎とは大きく組織像が異なり、多核巨細胞の出現や肉芽腫も見られない。

(2) リンパ節病変

頸部リンパ節腫大は、急性期川崎病のおよそ70％の患者で観察される変化である。剖検例の観察においても全身各所のリンパ節が腫脹していることが多い。Yokouchiら[12]は剖検症例のリンパ節の観察から以下の4つの点を明らかにした。

①川崎病のリンパ節腫大は頸部だけでなく全身各所のリンパ節に起こる。

②リンパ節腫大の多くは傍皮質領域の拡大とリンパ洞の拡張からなる非特異的変化であるが、一部のリンパ節で虚血性変化に基づくと推測される大小の壊死が生じる。

③リンパ節の壊死は被膜直下から始まり、壊死内には小血管内のフィブリン血栓や血管周囲の核破砕像を伴う。

④特に壊死を伴うリンパ節の場合には、リンパ節の被膜や周囲結合織にも高度の非化膿性炎症が生じる(図3-12)。

不明熱や悪性腫瘍が疑われ生検が施行された小児例で、壊死を伴ったリンパ節病変が認められた

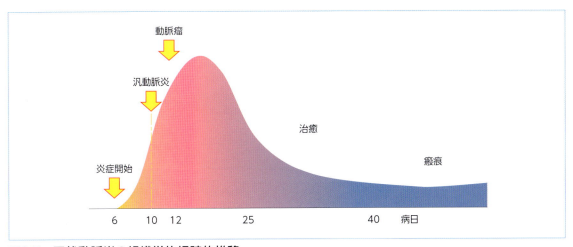

図3-7　冠状動脈炎の組織学的経時的推移
冠状動脈炎組織像の経時的推移の検索結果は、血管炎を発症早期に抑制し動脈瘤への進展を防止することを目的とした現在の治療は、発症後10日までに完了されるべきであることを示唆している。

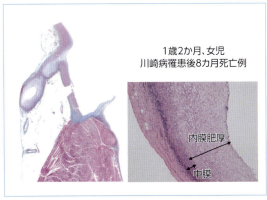

図3-8　遠隔期川崎病冠状動脈軽度拡張症例に見られた全周性内膜肥厚

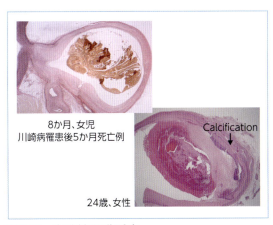

図3-9　内腔拡張動脈瘤

場合には、組織球性壊死性リンパ節炎、SLEによるリンパ節病変などとともに川崎病も鑑別疾患の中に加えるべきである。

(3) 皮膚病変

川崎病の皮疹部の病理組織学的検索によると滲出性炎症による紅斑とされている（図3-13）。

Sugawaraら[13]は第4～10病日の皮膚生検を検討し、真皮乳頭層で血管拡張を伴った著しい浮腫が認められるが炎症細胞浸潤は弱い点が川崎病の特徴であり、好中球はほとんど認められず単球/マクロファージが増加傾向にある一方、リンパ球はCD4陽性T細胞が大多数でCD8陽性Tリンパ球は少数であることを指摘した。また、小血管周囲にフィブリンの析出は存在しても、血管炎の所見は通常観察されない。川崎病ではBCG接種部位に一致した紅斑が、特に接種後半年以内の発症例で高頻度に認められる[13]。BCG接種部位の組織所見は他の紅斑部位のそれと基本的には同様であるが、炎症の程度が増強されている。これは、BCG接種部位に毛細血管が多いことに関係している可能性がある[14]。

おわりに

川崎病の予後に直接関連する冠状動脈をはじめとした動脈炎に加えて、診断基準にも記載されているリンパ節や皮膚病変の病理組織像についてその概要を記載した。病理組織像を思い浮かべなが

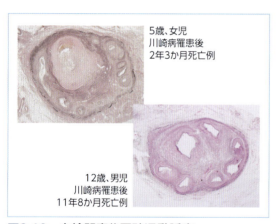

図3-10　血栓閉塞後再疎通動脈瘤

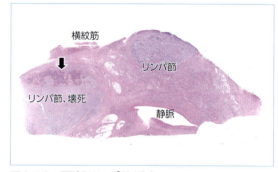

図3-12　頸部リンパ節腫大
リンパ節内には不規則な壊死を伴う（矢印）。リンパ節間の結合組織にも線維化を伴った炎症細胞浸潤を認める。

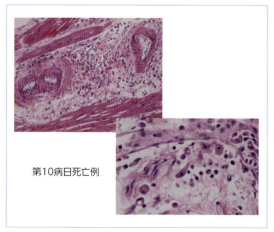

図3-11　心筋間質の炎症細胞浸潤
心筋間質に出現する単球/マクロファージは時に奇怪な形状の核を有する。心筋細胞傷害は稀である。

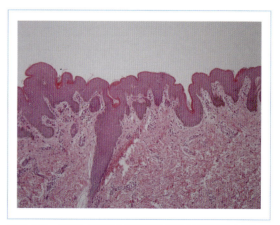

図3-13　皮膚、川崎病発症後第33病日死亡例
真皮浅層の小血管周囲に単球/マクロファージ主体の炎症細胞浸潤を軽度に認める。（皮膚所見や採取部位は不明）

ら診療にあたっていただければ幸いである。

■ 文　献

1) Jennette JC, Falk RJ, Bacon PA, et al. 2012 revised International Chapel Hill Consensus Conference Nomenclature of Vasculitides. Arthritis Rheum. 2013; 65: 1-11.
2) Takahashi K, Oharaseki T, Yokouchi Y, et al. Kawasaki disease as a systemic vasculitis in childhood. Ann Vasc Dis. 2010; 3: 173-81.
3) Masuda H, Shozawa T, Naoe S, et al. The intercostal artery in Kawasaki disease. A pathologic study of 17 autopsy cases. Arch Pathol Lab Med. 1986; 110: 1136-42.
4) 増田弘毅, 直江史郎, 田中 昇. 川崎病（MCLS）における冠状動脈の病理学的研究－特に冠状動脈炎と動脈瘤の形態発生の関連について－. 脈管学. 1981;21: 899-912.
5) Naoe S, Takahashi K, Masuda H, et al. Kawasaki disease. With particular emphasis on arterial lesions. Acta Pathol Jpn. 1991; 41: 785-97.
6) Takahashi K, Oharaseki T, Naoe S, et al. Neutrophilic involvement in the damage to coronary arteries in acute stage of Kawasaki disease. Pediatr Int. 2005; 47: 305-10.
7) Sasaguri Y, Kato H. Regression of aneurysms in Kawasaki disease: a pathological study. J Pediatr. 1982; 100: 225-31.
8) 高橋　啓, 渋谷宏行, 跡部俊彦, 他. 他の原因にて死亡した川崎病り患既往児の病理組織学的検討. Prog Med. 1987; 7: 21-5.
9) Takahashi K, Oharaseki T, Naoe S. Pathological study of postcoronary arteritis in adolescents and young adults: with reference to the relationship between sequelae of Kawasaki disease and atherosclerosis. Pediatr Cardiol. 2001; 22: 138-42.
10) 高橋　啓, 直江史郎. 血栓内の新生血管に関する検討－再疎通血管から動脈様構造形成に至るまでの組織学的観察より－. 脈管学. 1991; 31: 1146.
11) Harada M, Yokouchi Y, Oharaseki T, et al. Histopathological characteristics of myocarditis in acute-phase Kawasaki disease. Histopathology. 2012; 61: 1156-67.
12) Yokouchi Y, Oharaseki T, Harada M, et al. Histopathological study of lymph node lesions in the acute phase of Kawasaki disease. Histopathology. 2013; 62: 387-96.
13) Sugawara T, Hattori S, Hirose S, et al. Immunopathology of the skin lesion of Kawasaki disease. Prog Clin Biol Res. 1987; 250: 185-92.
14) Kuniyuki S, Asada M. An ulcerated lesion at the BCG vaccination site during the course of Kawasaki disease. J Am Acad Dermatol. 1997; 37: 303-4.
15) 直江史郎. 川崎病の病理（心臓を除く）. 近畿川崎病研究会誌. 1987; 9: 1-3.
16) Landing BH, Larson EJ. Pathological features of Kawasaki disease (mucocutaneous lymph node syndrome). Am J Cardiovasc Pathol. 1987; 1: 218-29.

川崎病の基本

4

診断：『診断の手引き』に基づいた診断法

鮎澤　衛

川崎病は、疾患概念の提唱[1]以来50年経過した現在も原因が特定されていないため、特異的診断法はなく、本疾患に特徴的な症状に基づいて症候群として診断されている。診断の基本となる6つの主要症状と、診断に有力な手がかりとなる参考所見は、厚生労働省川崎病研究班委員会で作成した、川崎病診断の手引き[2]（表4-1）にまとめられている。

主要症状および参考条項の各項目はよく知られているが、細かい点で解釈が異なる部分もあり得るため、免疫グロブリン療法が行われていなかった頃の自然経過の病像をもとにした筆者の経験も含めて、現在の診断の手引きに基づく診断上の注意点を解説したい。

主要症状

診断の手引きにもあるように、本疾患は4歳以下の乳幼児に多く見られ、第22回全国調査では、88％がこの年齢層で発症していた。年齢層を6か月ごとに見た場合に最も多いのは、生後0歳6か月から11か月の児（総数の16％）であり、次いで1

表4-1 川崎病（MCLS、小児急性熱性皮膚粘膜リンパ節症候群）診断の手引き（厚生労働省川崎病研究班作成改訂5版）

初版1970年9月、改訂1版1972年9月、改訂2版1974年4月、改訂3版1978年8月、改訂4版1984年9月、改訂5版2002年2月
本症は、主として4歳以下の乳幼児に好発する原因不明の疾患で、その症候は以下の主要症状と参考条項とに分けられる。

A. 主要症状
1. 5日以上続く発熱（ただし、治療により5日未満で解熱した場合も含む）
2. 両側眼球結膜の充血
3. 口唇、口腔所見：口唇の紅潮、いちご舌、口腔咽頭粘膜のびまん性発赤
4. 不定形発疹
5. 四肢末端の変化：（急性期）手足の硬性浮腫、掌蹠ないしは指趾先端の紅斑（回復期）指先からの膜様落屑
6. 急性期における非化膿性頸部リンパ節腫脹

6つの主要症状のうち5つ以上の症状を伴うものを本症とする。
ただし、上記6主要症状のうち、4つの症状しか認められなくても、経過中に断層心エコー法もしくは、心血管造影法で、冠動脈瘤（いわゆる拡大を含む）が確認され、他の疾患が除外されれば本症とする。

B. 参考条項
以下の症候および所見は、本症の臨床上、留意すべきものである。
1. 心血管：聴診所見（心雑音、奔馬調律、微弱心音）、心電図の変化（PR・QTの延長、異常Q波、低電位差、ST-Tの変化、不整脈）、胸部X線所見（心陰影拡大）、断層心エコー図所見（心膜液貯留、冠動脈瘤）、狭心症状、末梢動脈瘤（腋窩など）
2. 消化器：下痢、嘔吐、腹痛、胆嚢腫大、麻痺性イレウス、軽度の黄疸、血清トランスアミナーゼ値上昇
3. 血液：核左方移動を伴う白血球増多、血小板増多、赤沈値の促進、CRP陽性、低アルブミン血症、α_2グロブリンの増加、軽度の貧血
4. 尿：蛋白尿、沈査の白血球増多
5. 皮膚：BCG接種部位の発赤・痂皮形成、小膿疱、爪の横溝
6. 呼吸器：咳嗽、鼻汁、肺野の異常陰影
7. 関節：疼痛、腫脹
8. 神経：髄液の単核球増多、けいれん、意識障害、顔面神経麻痺、四肢麻痺

備考
1. 主要症状Aの5は、回復期所見が重要視される。
2. 急性期における非化膿性頸部リンパ節腫脹は他の主要症状に比べて発現頻度が低い（約65％）。
3. 本症の性比は、1.3～1.5：1で男児に多く、年齢分布は4歳以下が80～85％を占め、致命率は0.1％前後である。
4. 再発例は2～3％に、同胞例は1～2％にみられる。
5. 主要症状を満たさなくても、他の疾患が否定され、本症が疑われる容疑例が約10％存在する。この中には冠動脈瘤（いわゆる拡大を含む）が確認される例がある。

歳0か月から1歳5か月の児（同13%）であった。一方で、新生児例や年長児例、成人例も少なからず報告がある[3]。

以下、川崎病と診断するために確認すべき6つの主要症状の特徴を記述する。旧厚生省研究班と自施設で調べた各主要症状の出現頻度を、図4-1に示す。

1）発熱

通常、発熱が初発症状である。発熱は、38.5℃以上の高熱であることが多い。乳児では非常に機嫌が悪く、年長児では倦怠、不穏、関節痛などが伴い、体動が少なく、ともにあまり体を動かさずに耐えている印象がある。生後6か月未満の幼若乳児では、37℃台の微熱が遷延することがある。一般に、「抗菌薬が無効で、5日以上続く、主に4歳以下にみられる原因不明の発熱」の場合に、本疾患を強く疑わせる。最近は4日以下の発熱日数でも、他の主要症状から川崎病と診断されれば、治療（免疫グロブリン療法）が開始されて解熱し、中には発熱が5日に達しない例も見られるため、診断の手引きの改訂第5版からは発熱の項にそのような場合も主要症状の一つと見なすこととして、「ただし、治療により5日未満で解熱した場合も含む」と記された。

米国では38.0℃（100°F）以上の発熱があることが、川崎病の診断に必須で、他の5症状と別に扱われている[4]。日本ではごく稀ではあるが、発熱を認めない症例で、他の主要症状がそろったために川崎病と診断された例[5〜8]もあり、6つの主要症状の中で同等の位置づけで扱っている。

2）眼球結膜の充血（図4-2）

川崎病の90％以上で認められる所見で、溶連菌感染症では通常認められない症状である。結膜の分布血管は大血管、中血管、小血管に分かれるが、これらのいずれもが著明に拡張、怒張するとされ、結膜全体がピンク〜赤色に充血するが、血管が互いに区別できる特徴があり[9〜11]、独特の所見を呈する。強膜周囲の充血（毛様充血）はほとんど見られず、眼脂はないか、あっても白色で少量である。アデノウイルス感染症と異なり、耳前リンパ節の腫脹や圧痛は認めない。充血は徐々に軽快しながら、発病後2〜3週持続することが多い。眼の症状としては、ぶどう膜炎（虹彩毛様体炎）も有名であるが、2歳以上と川崎病としては高年齢層に多

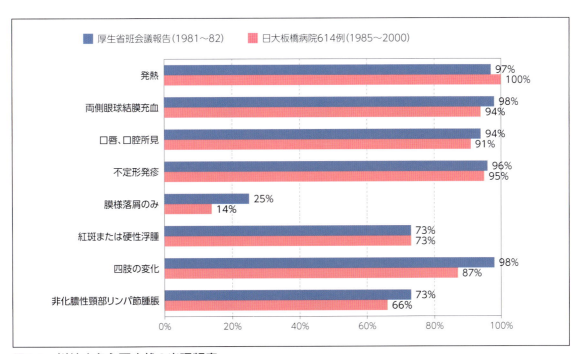

図4-1 川崎病各主要症状の出現頻度

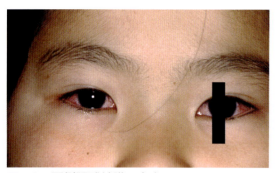

図4-2　両側眼球結膜の充血

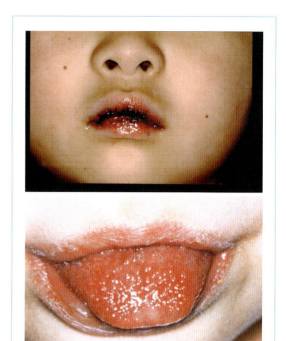

図4-3　口唇・口腔の変化（発赤、腫脹、いちご舌）

く、この所見は主要症状ではなく、参考条項に入っている。

3）口唇・口腔所見（図4-3）

口唇は口紅を塗ったように赤くなり、所見の強い例では、腫脹や亀裂して出血を伴うこともある。舌は全体に発赤腫脹し、舌乳頭の肥大が起こるため、溶連菌感染症と同様の「いちご舌」の所見が認められる。口腔粘膜は全体に発赤するが、扁桃に白苔が付着することはほとんどない。

また、Stevens-Johnson症候群との鑑別点として、口腔内にびらんや潰瘍を形成しないことは重要である。

4）不定形発疹（図4-4）

どのような発疹でも川崎病の主要症状の一つになり得るとされているが、最もよく見られる典型的なものとしては、蕁麻疹や多形滲出性紅斑様の大小不同で地図状に部分的に癒合する平坦ないしはやや膨隆する斑状疹である。陰部や臍の周囲など皮膚粘膜移行部に近いところに現れやすい。発疹が他の部位になくても出現しやすい部位なので、おむつを外して観察することが重要である。

上腕のBCG接種部が発赤・腫脹することが多く、これは本疾患に特異的な症状であるが、接種後1年間くらいの1歳前後の年齢層の患児に限られるので、出現すれば有力な参考条項とされている。これも胸部診察のときに、必ず肩まで露出させて診察することが必要である。これ以外の発疹がない場合は、主要症状としては扱わないこととしている。

これらの所見は、蕁麻疹のように数時間くらいしか現れない例もあるので、気づいたら写真を記録しておくとよい。医師がいない時間帯に出現して消えてしまうこともあるため、親が携帯電話のカメラなどで撮影しておくことを勧めている。

5）四肢末端の変化（図4-5）

手掌と足底、指関節部は発赤腫脹して、押しても指圧痕を残さない「硬性浮腫」と呼ばれる所見を示す。典型的には、光沢が出るほどに腫脹して「テカテカパンパン」と呼ばれる状態になる。病状が回復期に入ると、本来の手足の「皺（しわ）」が見られるようになり、さらに日数を経て、指尖部と爪床の境界から、乾燥した皮膚が指の形に沿って浮き上がるように剥離してくる「膜様落屑」を認める。最近、早期に治療が奏効して、手足の腫脹が長引かないうちに病状が改善することが多くなったためか、典型的な膜様落屑が認められる例が少なくなってきている。

さらに、1～2か月後には、急性期に相当する指趾爪の部分に横溝（Beau's lines）が見られることがある。

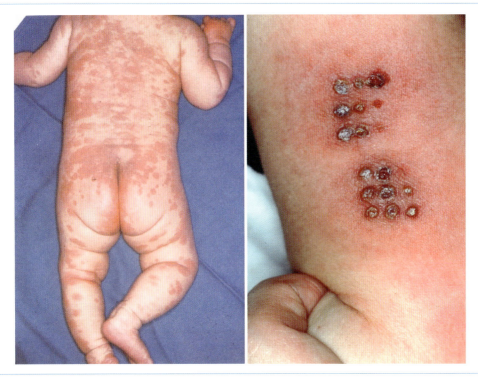

図4-4 不定形発疹(左)およびBCG痕の発赤腫脹(右)

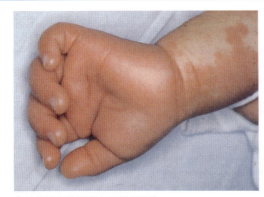
急性期(手掌紅斑と硬性浮腫)

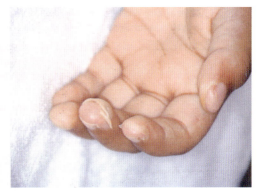
回復期(膜様落屑)

図4-5 四肢末端の変化(急性期と回復期)

6) 非化膿性頸部リンパ節腫脹(図4-6)

出現頻度が70%前後と他の主要症状に比べて低く、特に1歳以下の乳児期には少ない症状である。年長児では比較的多く認められ、しばしば発熱と同時あるいは先行して初発症状として出現するため、数日後に他の症状が出現してから川崎病と診断されることがある。

頸部リンパ節は、典型的には成人の拇指頭大(最大径1.5cm)以上で、複数のリンパ節が集塊として腫れる。同部の皮膚は発赤し、お椀を伏せたように膨隆し、強い圧痛がある。多くは片側性である。充実性で比較的硬く、波動は生じず、穿刺しても膿は吸引されない。超音波検査で見ると、いくつかのリンパ節が葡萄の房状に集簇して腫れている

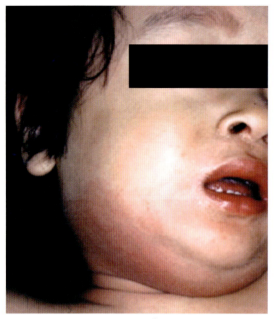

図4-6　非化膿性頸部リンパ節腫脹

目以上がある場合か、4項目でも後述する心合併症の所見がある場合に川崎病と確定診断される。全国調査では、前者による診断例を「定型例」または「確実A」、後者による診断例を「不定形例」または「確実B」と分類しており、第22回全国調査における頻度は、定型例が78.4％、不定形例は1.8％とわずかであった。それ以外に川崎病として報告された19.8％は、下記に述べる「不全型」ということになる。

結膜充血、口唇の発赤、手足の変化などでは判断に迷う軽度の変化のみの場合もあり、現段階では、川崎病の診療に十分な経験のある小児科医の判断に拠っているが、今後の課題として、できれば何らかの定量的指標が決められることが望まれる。治療適応の決定前に除外診断を十分に行うことは必須である。

除外診断すべきものとしては表4-2に示すように、症状が2つしかない場合は、その組み合わせによりさまざまな小児疾患の鑑別が必要になる。また、3つの症状では、川崎病の可能性は高くなっていくが、他の疾患を鑑別するための血液、咽頭拭い液などの培養や、髄液検査も躊躇しないで行う必要がある。頸部リンパ節のエコー所見の確認は、鑑別のためには最近では必須になりつつあると考える。確定されていないまま、IVIGを行わざるを得ない場合は、投与後では抗体価測定の意義がなくなるため、投与前に血清保存をして

特徴がある[12]（grape sign）。

例外的ではあるが、痛みで患側に首を曲げたまま動かさなくなり、回復期まで斜頸を呈したままで[13]、中には環軸椎回旋位固定を合併してしまうほどの例もある[14,15]。

診断上の注意

1）確定診断A（確実A）と確定診断B（確実B）

通常は、これら6項目の主要症状のうち、5項

表4-2　川崎病の疑い例：第2〜4病日の考え方

症状2つ（CRP陽性）	
発熱　＋　眼球結膜充血	：アデノウイルス感染症？
＋　口唇口腔の発赤・いちご舌	：溶連菌？
＋　四肢末端の変化	：JIA？　蜂窩織炎？　感染性心内膜炎？
＋　発疹	：蕁麻疹？　多形滲出性紅斑？　JIA？
＋　頸部リンパ節腫脹	
（年長児のKD発症に多い）	：細菌性？　EBV？　壊死性リンパ節炎？
（＋　BCG痕の発赤）	：特異的だが、参考条項。

症状3つでも、下記を検討することが望ましい。
- Sepsis work-up（細菌学的検索）
- 髄液検査の必要はないか？
- 頸部リンパ節のエコー所見は？
- 確定していなければ、血清は保存。
- 心エコーは冠動脈よりも、心炎チェック（心膜液、心機能、弁膜症）。

おくべきである。

2）各主要症状の出現する順序

同時にいくつかの主要症状が現れることもあれば、第5病日頃までに一つずつ気づく場合もある。また、いくつかの症状が同時に現れていることもあれば、出現する日が別の日のこともあり、注意深く経過を観察し、記録する必要がある。これらの症状の出現順序や出現期間と、重症度や冠動脈障害の発生頻度には明らかな関連はないと考えられている。

3）不全型の存在

また、症状数がそろわないが、他の疾患は否定され、川崎病以外に疑わしい疾患が考えられない場合には、「不全型川崎病：incomplete Kawasaki disease」と呼んでいる。原因診断がまだ不可能な現在においては、このような例でも一部に心後遺症を残す例があるので、川崎病の一つの病型として、定型例や不定形例と同様に治療される。

第22回の全国調査では、不全型の主要症状の数は4症状が最も多く67.8％、次いで3症状が25.0％、2症状5.9％、1症状0.8％であった。男女比は定型例1.37、不定形例1.70に対して、不全型は1.34で定型例に近い数値である。年齢別には、1歳未満と6歳以上は不全型患者の割合が20％以上であった。

不全型は、診断が確定しないままIVIGの遅れや非投与に終わることがしばしばあり、後日に冠動脈障害の可能性が懸念される。そのため、あとで原因検索が可能なように血清を保存しておき、各症状の有無を、可能な限り複数の医師と看護師が観察して、診察の上で、最終的な判断をきちんと診療録に記載することが望ましい。

参考条項

主要症状以外にも、参考条項として、川崎病を疑わせる多くの所見が表4-1の診断の手引きに記載されている。臨床的に特に重要と考えられるものを以下に挙げる。

1）消化器

（1）胆嚢腫大

病初期から第10病日頃まで続き、肝障害を伴うことが多く、時に右季肋部痛を認め、触診でも腹壁から腫大がわかる。腹部エコーを施行すれば、腫大した胆嚢と胆嚢壁の浮腫性肥厚が描出される。1歳未満で胆嚢の長径が5cm以上は内腔拡大と判断される[16]。徐々に改善するが、正常化に2〜3か月かかることもある。

（2）肝障害（血清トランスアミナーゼ上昇）

肝逸脱酵素の上昇は、軽度（AST、ALTとも100未満）から中等度（いずれかが100〜500 IU/L）に上昇することが約30％に見られる。

（3）麻痺性イレウス

嘔吐や腹痛で発症する例では、多くは病初期に出現し、腹部の超音波検査や、X線撮影によって明らかなイレウスの所見を呈する。特に血液生化学検査でのAST、ALT上昇は、尿所見とともに、しばしば早期診断の有力な手がかりになる。栄養摂取不良が続くため、低アルブミン血症が悪化しやすく、重症例に多く見られる。

2）尿検査

白血球沈渣：病初期の尿は無菌性膿尿と呼ばれ、沈渣での白血球増多を認めることがあり、6か月頃までの乳児の場合、尿路感染症を疑わせる一方で、川崎病の診断に有力な手がかりになることがある。培養しても微生物は検出されない。

3）皮膚

（1）BCG接種部位の発赤：

（主要症状の発疹の項を参照）1歳前後の患児では、病初期に高率に見られ、疾患特異性も高いため診断に非常に有力な所見である。

（2）爪の横溝：

（前述）回復期1〜2か月後の所見で、診断時には見られない。

4）心血管

心臓に関する所見は、本疾患の予後を決定する合併症の発生を直接的に示すため、きわめて重要である。経過中、最も初期に見られる心合併症として、心膜炎、心筋炎があり、その所見としては、聴診で心膜摩擦音や微弱心音、あるいは奔馬調律、

心電図の低電位、ST-Tの変化を認め、心エコーで心膜液の貯留や心筋の収縮不全、さらには僧帽弁逆流などの所見が確認されれば重症の心不全に進展することもあり、慎重な対応を要する。

その後、急性期第7病日以降には、一過性のものも含めると、20〜30％の例に冠動脈の拡大性変化が心エコーで認められるが、最近は免疫グロブリン療法の効果によって、その頻度と程度は減少した。

⑤その他

稀に、顔面神経麻痺や四肢麻痺などの末梢神経症状が起こることがあり、治癒に長期間を要する例もある。

また、回復期には湿性咳嗽や喘鳴がよく認められる。

まとめ

川崎病が疑われた場合は、これらの主要症状と参考条項をどの程度満たしているか、乳児の場合には衣服を脱がせて、上腕のBCG痕や陰部周囲の発疹などはないか、連日十分に診察することが非常に重要である。診断は基本的には主要症状を確認して、診断の手引きに基づいて行うが、治療の面からは不全型の存在には留意が必要で、症状の有無や変化を画像も含めて診療録に記載しておくとよい。

■文献

1) 川崎富作. 指趾の特異的落屑を伴う小児の急性熱性皮膚粘膜淋巴症候群（自験例50例の臨床的観察）. アレルギー. 1967；16：178-222.
2) Ayusawa M, Sonobe T, Uemura S, et al. Kawasaki Disease Research Committee：Revision of diagnostic guidelines for Kawasaki disease（the 5th revised edition）Pediatr Int. 2005；47：232-4.
3) 屋代真弓, 上原里程, 中村好一, 他. 川崎病研究グループ；第22回川崎病全国調査成績. 小児診療. 2014；77：271-90.
4) Newburger JW, Takahashi M, Gerber MA, et al. Diagnosis, treatment, and long-term management of Kawasaki disease：a statement for health professionals from the Committee on Rheumatic Fever, Endocarditis, and Kawasaki Disease, Council on Cardiovascular Disease in the Young, American Heart Association. Pediatrics. 2004；114：1708-33., and Circulation. 2004；110：2747-71.
5) 東田有加, 吉村 健, 田邉裕子, 他. 発熱を認めず冠動脈拡大を来した不全型川崎病の1例. Prog Med. 2012；32：1407-11.
6) 吉田寿雄, 石井 円, 林 振作, 他. 発症時有意な発熱と炎症所見を認めなかったが, 冠動脈瘤を形成した1例. Prog Med. 2006；26：1545-8.
7) 中村彰利, 崔 信明, 端 里香, 他. 発熱を認めず, 冠動脈瘤を形成した主要症状3/6の川崎病不全型の1例. Prog Med. 2006；26：238.
8) 吉野篤範, 閑野将行, 高野忠将, 他. 発熱無く冠動脈拡張を来した川崎病と思われる2症例の検討. 日児誌. 2011；115：674.
9) 北明大洲, 大野重昭.【川崎病Q&A】臨床症状, 他. 血液検査 川崎病の結膜充血における眼科的な特徴を教えてください. 小児内科. 2003；35：1506-7.
10) 海谷亮子, 庄司 純, 稲田紀子, 他. 川崎病における前眼部病変の検討. 眼科. 2000；42：1037-42.
11) Ohno S, Miyajima T, Higuchi M, et al. Ocular manifestations of Kawasaki's disease (mucocutaneous lymph node syndrome). Am J Ophthalmol. 1982；93：713-7.
12) Tashiro N, Matsubara T, Uchida M, et al. Ultrasonographic evaluation of cervical lymph nodes in Kawasaki disease. Pediatrics. 2002；109：E77-7.
13) 松橋一彦, 山口克彦, 佐藤 裕. 斜頸を伴った両側副咽頭間隙感染症の1例. 小児臨. 2010；63：975-8.
14) 小田裕造, 中山威知郎, 白石英幸, 他. 川崎病に発症した環軸椎回旋位固定の1例. 整形・災害外科. 2009；52：1563-5.
15) 欠田恭輔, 宮脇裕二, 北野公造, 他. 頸部リンパ節炎に環軸椎回旋位固定を来たした1例. 大阪府済生会中津病院年報（0918-5771）. 2004；14：235-7.
16) 藤澤知雄.【川崎病Q&A】臨床症状, 血液検査；川崎病に伴う胆汁うっ滞や胆嚢腫大の特徴は何でしょうか. 小児内科. 2003；35：1519-20.

川崎病の基本

5

心エコー検査：川崎病における歴史と冠動脈病変の描出法

鎌田　政博

川崎病における心エコー検査の歴史

　川崎病の冠動脈病変（coronary artery lesion, CAL）は、1970年代半ばまで、主に心血管造影検査により評価されてきた。やがて、1970年代後半になると、断層心エコー法（two-dimensional echocardiography, 2DE）による評価が可能になり[1,2]、1980年代初めには「CALがいつ、どのようにして形成されていくのか」、検査・治療計画を立てる上で非常に重要な点が解明された（図5-1）[3]。1990年代に入ると、さまざまな機器が導入され、新しい知見が得られるようになった。すなわち、内科領域ではドップラーフローワイヤーを用いた冠動脈内血流評価が盛んに報告されるようになり、川崎病でも中等度以上の冠動脈瘤・狭窄合併例では冠動脈の血流パターンが変化すること、冠動脈微小循環の異常が川崎病の病態を考える上で重要であることが明らかになってきた[4,5]。また、血管内エコー（intravascular ultrasound, IVUS）の実用化・細小化により、それまで剖検で病理診断がなされていた瘤退縮後の冠動脈壁内構造評価が、生体で診断されるようになり[6]、7.5MHzなど高周波探触子の開発・普及によって2DEによる冠動脈狭窄病変の描出も可能となった[7]。

　最近の進歩としては、冠動脈内径の標準値作成（Zスコアによる評価）が挙げられる。従来、図5-1に示したように5病日以内の初回検査時に記録された冠動脈を正常像として捉え、その後の変化を論じてきた。しかし、Zスコアで見ると、初回検査の冠動脈自体が他の発熱性疾患の冠動脈径に比して、有意に拡張しているとの報告が散見されるようになった[8,9]。さらに、米国のように成長を伴う小児の冠動脈径を論ずる際にはZスコアで評価すべきだとの流れも大きくなり、冠動脈径測定法の統一化と、適切な統計処理に基づく冠動脈内径の標準値作成が強く望まれるところとなった。この点において「日本川崎病学会　小児冠動脈内径標準値作成小委員会」による冠動脈計測方法の標準化[10]、日本人正常冠動脈の集積と冠動脈内径Zスコア計算機[11]の開発は、大きな前進と言える。その他、長らく課題となっていた川崎病冠動脈壁のエコー輝度の定量化も、超音波の後方散乱信号の評価により可能となり、免疫グロブリン製剤（intravenous infusion of gamma globulin,

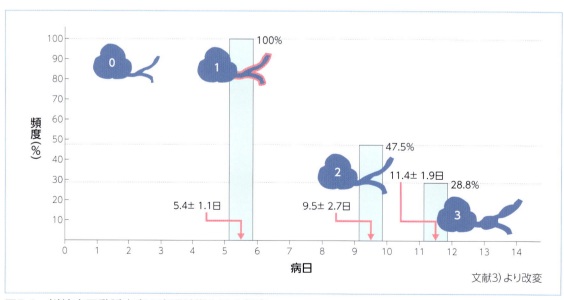

図5-1　川崎病冠動脈病変の出現時期とその頻度
　　　図中大動脈内の番号は川崎病のstageを示す。Stage 0：冠動脈変化なし、stage 1：冠動脈輝度上昇、stage 2：冠動脈のびまん性拡大、stage 3：冠動脈瘤形成。%はそれぞれの変化が認められる頻度、日数はそれぞれの変化が現れた病日を示す。

IVIG)の効果判定、CALの発生予測などについて論じられるようになってきた[12]。

以上のように、心エコー検査による冠動脈の評価法は、過去30年間に着実な進歩を見せ、川崎病の病態を明らかにする上で大きく貢献した。しかし、日常診療においては依然として2DEがCAL診断の基本である。そこで、以下の稿では、冠動脈の正常解剖と心エコー（2DE）による冠動脈描出の実際に焦点を絞って述べてみたい。

冠動脈の解剖を知り、その走行を体軸の中で理解する

心エコー検査を行うためには、まず冠動脈の解剖を理解しておく必要がある。特にCALの位置は米国心臓協会（AHA）のsegment分類[13]で表されることが多いため、右冠動脈segment 1～4、および左冠動脈segment 5～15の定義を理解することが重要になる（図5-2）。Segment 1と2の境界は、起始部から鋭縁部（acute margin）までを2等分した位置にあり、右室枝の起始部に一致することが多い。Segment 3は鋭縁部から後下行枝までで、それより末梢をsegment 4と呼ぶ。一方、左冠動脈については、segment 5が左冠動脈主幹部（left main trunk, LMT）、segment 6～8が左前下行枝で、segment 11と13はそれぞれ回旋枝の近位部、遠位部に相当する。Segment 6と7の境界は第一主要中隔枝、segment 7と8の境界は第二対角枝の起始部となっている。

優位性の理解も重要である。ここでいう優位性とは、心室中隔背面が左右どちらの冠動脈で還流されているかという解剖学的な意味であり、機能的なものでないことに注意する。左冠動脈は左室の60～70％を栄養し、右冠動脈優位型であっても心筋の約54％が左冠動脈によって灌流されているという[14]。したがって、右冠動脈優位型であっても、常に右冠動脈が左冠動脈より太いというわけではない。

冠動脈描出の実際

実際に心エコー検査を行う際には、冠動脈の立体的走行を頭の中に入れておく。体軸の中で心臓がどのように位置しているかには個人差がある。

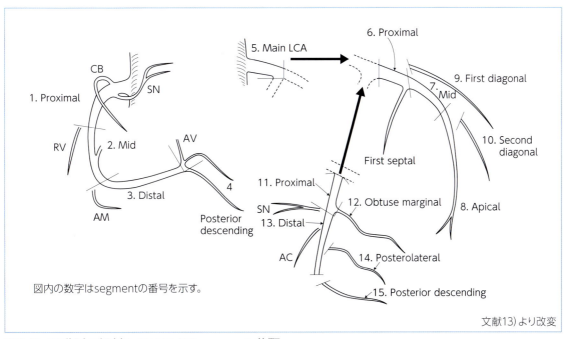

図内の数字はsegmentの番号を示す。

文献13)より改変

図5-2 冠動脈の解剖とAHAによるsegment 分類

しかし、冠動脈の基本的走行をCT画像で理解しておくと、それぞれのsegmentを描出するためには、どのようにプローブを当てればよいかがわかりやすい（図5-3）。もちろん、エコーウインドウは限られている。

1）右冠動脈

右冠動脈を描出する際には、segment 1からsegment 2、3、4と、それぞれのsegmentが長軸方向に描出されるようにプローブの向きを変えていく（図5-3，図5-4）。Segment 1の起始部は通常の大動脈基部短軸断面から、プローブをやや反時計方向に回転させる形で上方を覗くと観察できる。Segment 2を長軸方向に観察するには、プローブをより反時計方向、すなわち体軸（長軸）方向に回転させる。Segment 2は胸骨の下に隠れて見えにくいため、右側臥位で観察する。一方、右側後房室間溝を走るsegment 3は四腔断面像を観察している方向から、三尖弁輪背側域を見るようにプローブを傾けると描出される（図5-5左）。Segment 4は、segment 3を観察する位置からプローブをやや左背側に向け、心臓下面を削ぐようにして後心室間溝を観察する（図5-5右）。この場合、segment 4に平行して後室間静脈が走るため、血流が2本見えることがある。両者の鑑別には、カラードップラーを用いて血流の向きを確認する。

2）左冠動脈

左冠動脈は、左側臥位で観察する。通常の大動脈基部短軸断面、大動脈弁が見える位置からやや上方にプローブを向けると、近位部（segment 5、6）が容易に観察できる（図5-6）。これよりやや高い位置で、プローブを時計方向に回転させて下方を覗き込むと、segment 6、7境界部が描出される。Segment 7はプローブをさらに時計方向に回転させた上で、やや外側を覗く形で描出する（図5-7）。Segment 5〜7の連続画像を図5

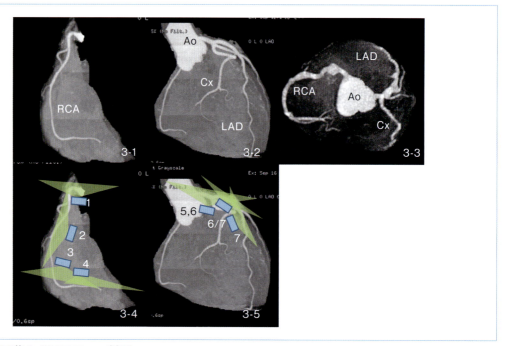

図5-3　CT画像から見るエコー断面
3-1：右冠動脈　3-2：左冠動脈　3-3：両側冠動脈（両側冠動脈瘤あり）
3-4, 3-5：各segmentを描出するためのプローブの向きを示す。
　　　　　図中の数字は該当するsegmentの番号に一致　6/7：segment 6, 7境界
Ao：大動脈, Cx：回旋枝, LAD：左前下行枝, RCA：右冠動脈

-8に示したが、segment 7末梢の描出は難しい場合が少なくない。

回旋枝（segment 11）の観察は、左右冠動脈に比べて難しい。大動脈基部短軸断面、長軸断面か

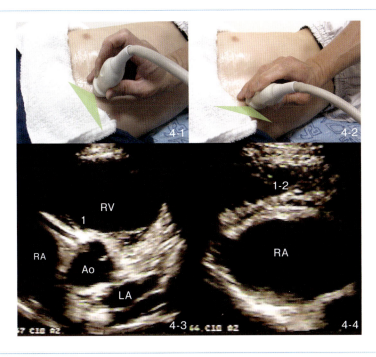

図5-4　右冠動脈（segment 1, 2）の描出
それぞれのsegmentを長軸方向に描出するようにプローブの向きを変えていく。
上段4-1, 4-2はそれぞれ、下段4-3, 4-4の断面を描出するためのプローブの向きを示す。
図中の数字は該当するsegmentの番号に一致　　Ao：大動脈, LA：左房, RA：右房, RV：右室

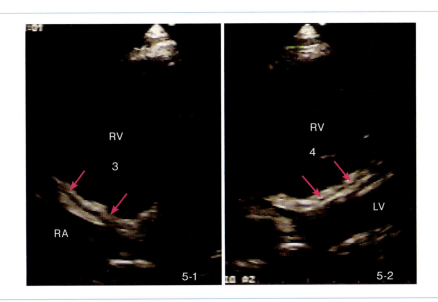

図5-5　右冠動脈（segment 3, 4）の描出
5-1：四腔断面から三尖弁輪背側域を見るようにプローブを傾けて描出
5-2：5-1の断面に引き続き心室下面を削ぐようにして描出
図中の数字は該当するsegmentの番号に一致　　LV：左室, RA：右房, RV：右室

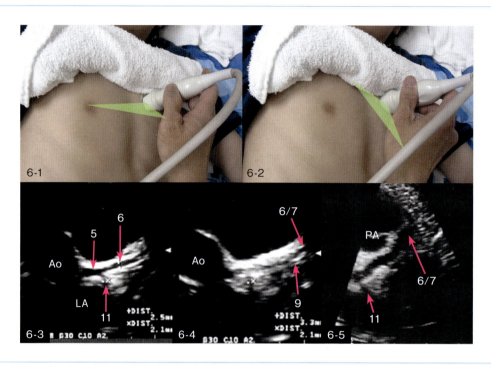

図5-6　左冠動脈(segment 5, 6, 6/7境界部)の描出

6-1, 6-2：6-3, 6-4に対応するプローブの向きを示す。
6-3：大動脈基部短軸断面で大動脈弁が見える位置からやや上方にプローブを向けると，segment 5, 6が容易に観察される。
6-4：6-3の断面からやや頭側にプローブを置き時計方向に回転させたうえで下方を覗き込むとsegment 6/7境界部が描出される。
6-5：segment 6/7境界に形成された冠動脈瘤
図中の数字は該当するsegmentの番号に一致　　Ao：大動脈, LA：左房, PA：肺動脈

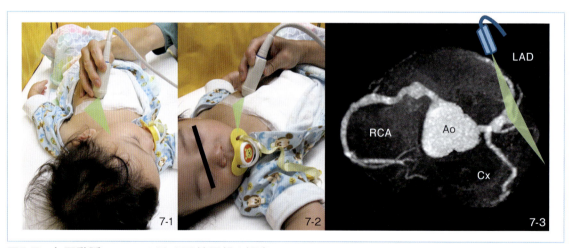

図5-7　左冠動脈segment 7〜7/8境界部の観察

7-1, 2：segment 7〜7/8境界部を観察するプローブの向きを示す。
Segment 6/7境界の観察断面からさらにプローブを時計方向に回転したうえで，やや左方を覗き込む(図5-3, 図5-6参照)。
7-3：CT画像上に7-1, 2に対応する断面を表示したもの。
Ao：大動脈, Cx：回旋枝, RCA：右冠動脈, LAD：左前下行枝

ら左房室間溝を覗き込む断面、そして剣状突起下からの左房室間溝断面など、さまざまな断面で観察を試みる。胸骨左縁長軸断面から左方向を覗くように見た断面は、CT像を併せて模式的に見ると図5-9のような断面になる。剣状突起下からの画像もしばしば有用で、房室間溝を走行する回

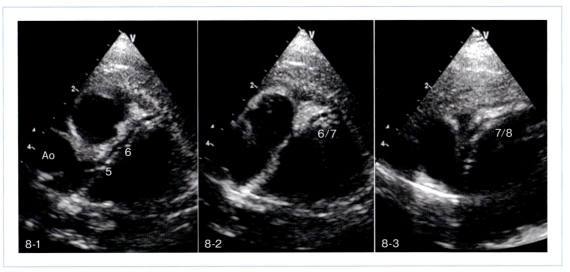

図5-8　左前下行枝末梢の観察
　　　8-1：segment 5, 6
　　　8-2：segment 6/7境界部
　　　8-3：segment 7〜7/8境界部
　　　図中の数字は該当するsegmentの番号に一致　　Ao：大動脈

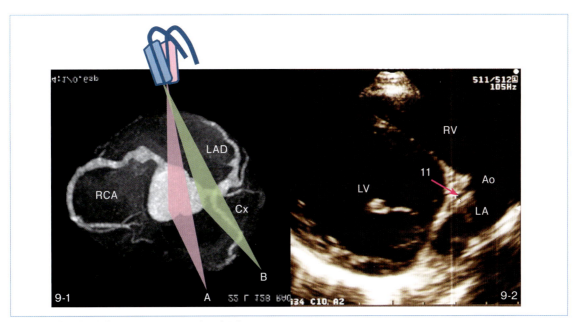

図5-9　左回旋枝（Cx：segment 11）の観察
　　　9-1：傍胸骨長軸断面（A）から左方向（B）を覗くように見た断面
　　　9-2：11-1断面でのsegment 11像
　　　図中の数字は該当するsegmentの番号に一致
　　　Ao：大動脈, Cx：回旋枝, RCA：右冠動脈, RV：右室, LA：左房, LAD：左前下行枝, LV：左室

旋枝を比較的長く描出できる。大動脈造影所見と合わせて見るとわかりやすい（図5-10）。冠動脈の拡張病変を合併すると、期待していたより鮮明に回旋枝を観察できる場合もある（図5-11）。

その他、segment 5の長さは、成人で2～40mm（平均13mm）とさまざまで[15]、少数例（約1％）では、左冠動脈洞の別の開口部から左前下行枝と回旋枝が起始している。Segment 11は、segment 5から分岐後に左心耳の下を通り、左方に変位して前房室間溝に入っていく。Segment 6とsegment 11の分岐角は、segment 5の長さ、そしておそらく分岐部周囲の冠動脈瘤の存在にも影響されてさまざま（鋭角～直角に分岐）である（図5-12）。Segment 11を明瞭に描出しきれない場合には、segment 9、高位側壁枝（high lateral branch）などとの鑑別が必要であるが、segment 11は左房室間溝を走っていることに注意する。なお高位側壁枝とは、segment 5が2本でなく3本に分岐する症例において、segment 6、segment 11に挟まれた枝を指している。左前下行枝から起始する第一対角枝（diagonal artery）、左回旋枝か

ら起始する鈍角枝（obtuse marginal artery）に相当し、20～30％前後の症例に認められる[14]。

冠動脈瘤描出に際しての留意点

1）冠動脈瘤の好発部位

川崎病の冠動脈瘤は、冠動脈の近位部、特に分岐部を中心に好発するが、右冠動脈ではsegment 3、4移行部など、末梢側にも少なくない。一方、左冠動脈瘤はsegment 5、6移行部、segment 6、7移行部に多く、より末梢に認める症例は稀である。したがって、右冠動脈はsegment 3、4移行部まで、左冠動脈はsegment 6、7移行部、segment 11までは描出するよう努めなければならない。なお、冠動脈瘤の偽陽性所見としていくつかの点に注意する。左冠動脈開口部はValsalva洞が重なるため、円錐状に拡大して見えることがあるが、川崎病で冠動脈開口部の拡大は稀である。右冠動脈segment 1の走向は起始後すぐに変化する。屈曲部を斜めに切ると瘤様に観察されるため、さまざまな方向から確認する。

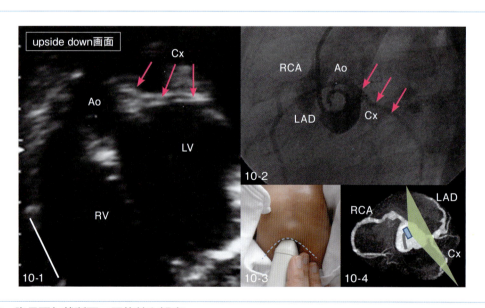

図5-10　胸骨下矢状断面で回旋枝を観察
　　　10-1：Upside down画像でプローブを上下逆に持ち替え（長軸断面と逆転）、やや左方を覗く形で頭側を見上げた断面（10-3, 10-4参照）。
　　　10-2：大動脈造影側面像
　　　10-3, 4：プローブの当て方（プローブマーカーはプローブ下面）とCT像でのエコー断面
　　　Ao：大動脈、Cx：回旋枝、RCA：右冠動脈、RV：右室、LAD：左前下行枝、LV：左室

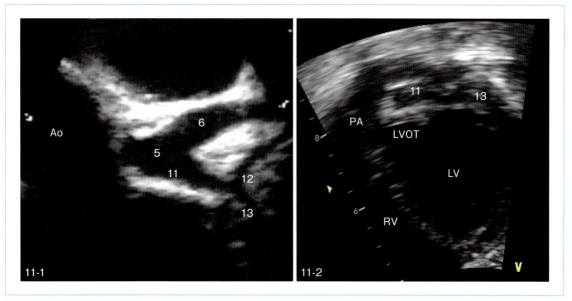

図5-11　回旋枝の描出
11-1：左冠動脈主幹部分岐部から前下行枝，回旋枝にかけて拡張病変を認め，segment 12, 13まで観察できる。
11-2：拡張したsegment 11（↓）を剣状突起下からupside downで観察した像（図5-10参照）。
図中の数字は該当するsegmentの番号に一致　Ao：大動脈, LV：左室, LVOT：左室流出路, PA：肺動脈, RV：右室

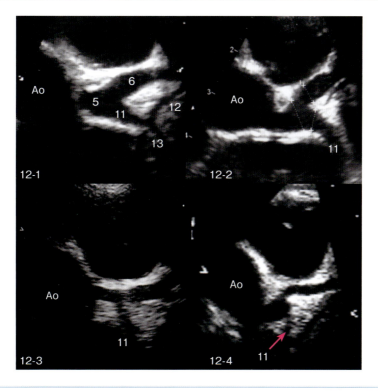

図5-12　Segment5, 6観察断面における回旋枝
Segment 11はsegment 5から分岐後，前房室間溝に入っていくが，segment 5の長さ，冠動脈瘤の存在にも影響されてさまざまな角度で分岐する。
図中の数字は該当するsegmentの番号に一致

2）CALの重症度評価

2008年に改訂された『川崎病心臓血管後遺症の診断と治療に関するガイドライン』[16]では、①4mm以下の局所性拡大と、5歳以上で周辺冠動脈内径の1.5倍未満のものを小動脈瘤（または拡大）、②内径4mm超で8mm以下、5歳以上では周辺冠動脈内径の1.5～4倍のものを中等瘤、③5歳未満で内径8mm超、5歳以上で周辺冠動脈内径の4倍を超える冠動脈瘤を巨大瘤と定義している。また、冠動脈狭窄病変など長期予後から見た場合は、内径5～6mm以上の冠動脈瘤、特に長さの長い症例（長さが左冠動脈瘤で15mm超、右冠動脈瘤で30mm超）がhigh riskと考えられている[17]。また、近年は川崎病急性期の重要な死亡原因として冠動脈破裂が挙げられている。第15～23病日の間に冠動脈瘤が5.0mmから14.2mmへと8日間で9mm以上拡大して、破裂に至った症例も報告されている[18]。したがって、CALの計測に際しては直径のみならず、長さ、拡大速度にも留意する。

成人の後遺症群ではCT、冠動脈造影所見を参考に

川崎病後遺症例では、巨大冠動脈瘤、狭窄病変（局所性狭窄、閉塞、segment狭窄）、石灰化、瘤内血栓など、種々の病変が混在する。心エコー法による狭窄病変、特に閉塞、segment狭窄の評価

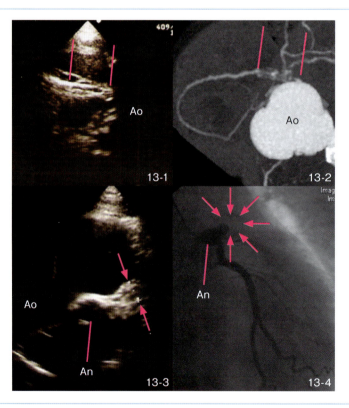

図5-13　冠動脈閉塞病変

心エコーによる冠動脈閉塞病変の評価は難しい。
13-1：2DE像：segment 1のセグメント狭窄
13-2：13-1に対応するCT像
13-3：2DE像：segment 6の完全閉塞
　　　冠動脈造影では見えない部位に閉塞した瘤が観察される（↑）
13-4：13-3に対応する左冠動脈造影所見
　　　石灰化像が観察される（↑）

は難しい(図5-13)。プローブは周波数の小さいものを使用することが多いが、年長例でも5MHz、7.5MHzが有用なことは少なくない(図5-14)。冠動脈径はエコーゲインを必要最低限に抑えて計測する。拡張性病変に関しても、巨大冠動脈瘤がsegment 5からsegment 6、11にわ

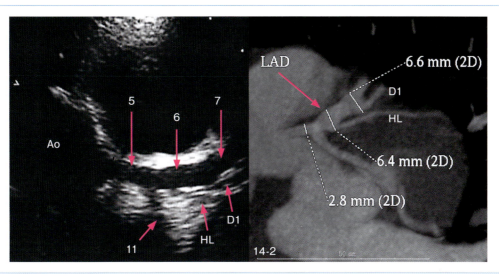

図5-14 左冠動脈瘤 14歳
14-1：心エコー図(7.5MHzプローブ使用)
14-2：14-1に対応するCT画像
　　　年長児、成人でも7.5MHzを用いた観察が有用な場合がある。
図中の数字は該当するsegmentの番号に一致　Ao：大動脈, D1：第一対角枝, HL：高位側壁枝, LAD：左前下行枝

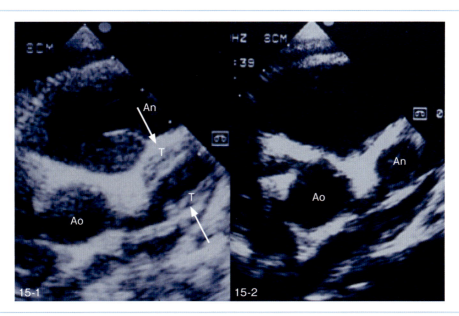

図5-15 巨大冠動脈瘤と瘤内血栓
15-1：冠動脈瘤内血栓(T)
15-2：ウロキナーゼで血栓溶解療法後
　　　巨大瘤を観察する際に血栓も見逃さないようエコーゲインを調整する。
Ao：大動脈, An：動脈瘤, T：血栓

たって存在する場合は、病変の評価は難しい。その理由として、①石灰化病変がアコースティックシャドーを引く、②巨大瘤が重なり相互の位置関係が不明瞭になる、③巨大瘤に挟まれた狭窄病変の描出はしばしば困難であるなど、複数の因子が関与する。年長児、成人例ではほとんどの場合、冠動脈造影、CT検査の検査歴があり、心エコー検査前にそれらの所見を参考にする。巨大冠動脈瘤を観察する際には、瘤内に形成された血栓を見逃さないように、通常より高輝度で観察することも重要である。もし血栓形成を認めた場合には、t-PA、ウロキナーゼなどを用いた冠動脈血栓溶解療法が試みられる(図15)。

まとめ

心エコー検査を行う前には、まず冠動脈の走行、segment分類、優位性など、冠動脈の解剖構造をよく理解することが重要である。検査においては適切な検査体位を選択し、できるだけ高周波数のプローブで観察する。エコーゲインは必要最低限にとどめ、segmentごとに冠動脈を長軸方向に描出するよう心掛ける。成人の後遺症群では過去のCT、冠動脈造影所見などを参考にしたうえで検査する。また、古くなったプローブ、超音波診断装置では、冠動脈の観察にも限界があり、積極的に新しい機器に更新していく努力も必要であろう。最後に、正確な診断を行うために最も重要なことは、妥協せず、積極的に検査に取り組む姿勢であると考えている。

■文献

1) Yoshikawa J, Yanagihara K, Owaki T, et al. Cross sectional echocardiographic diagnosis of coronary artery aneurysms in patients with the mucocutaneous lymph node syndrome. Circulation. 1979；59：133-9.
2) 八代公夫, 平石 聰, 草野正一, 他. MCLSの冠動脈瘤の新しい検査. 超音波診断法による冠動脈瘤の検出. 小児科. 1979；20：231-7.
3) 神谷哲郎, 鈴木淳子, 木島良民, 他. 川崎病による冠動脈障害の発生と伸展. 循環器病研究の進歩. 1982；3：19-27.
4) Hamaoka K, Onouchi Z. Effects of coronary artery aneurysms on intracoronary flow velocity in Kawasaki disease. Am J Cardiol. 1996；77：873-5.
5) Hamaoka K, Onouchi Z, Kamiya Y, et al. Evaluation of coronary flow velocity dynamics and flow reserve in patients with Kawasaki disease by means of a Doppler guide wire. J Am Coll Cardiol. 1998；31：833-40.
6) Sugimura T, Kato H, Inoue O, et al. Intravascular Ultrasound of coronary arteries in children. Assessment of the wall morphology and the lumen after Kawasaki disease. Circulation. 1994；89：258-65.
7) Hiraishi S, Misawa H, Takeda N, et al. Transthoracic ultrasonic visualisation of coronary aneurysm, stenosis, and occlusion in Kawasaki disease. Heart. 2000；83：400-5.
8) Muniz JC, Dummer K, GauvreauK, et al. Coronary srtery dimensions in febrile children without Kawasaki disease. Circ Cardiovasc Imaging. 2013；6：239-44.
9) Crystal MA, ManlhiotC, Yeung RS, et al. Coronary artery dilation after Kawasaki disease for children within the normal range. Int J Cardiol. 2009；136：27-32.
10) Fuse S, Kobayashi T, Arakaki Y. Standard method for ultrasound imaging of coronary artery in children. Pediatr Int. 2010；52：876-82.
11) 坂本なほ子, 小林 徹, 小児の成長に伴う計測値の標準値作成方法. http://raise.umin.jp/zsp/download/4_zscore.pdf
(Z Score Project冠動脈超音波検査のポイント. http://raise.umin.jp/zsp/document.html)
12) Abe O, Karasawa K, Hirano M, et al. Quantitative evaluation of coronary artery wall echogenicity by integrated backscatter analysis in Kawasaki disease. J Am Soc Echocardiogr. 2010；23：938-42.
13) Austen WG, Edwards JE, Frye RL, et al. AHA committee Report, A reporting system on patients evaluated for coronary artery disease. Circulation. 1975；51（4 Suppl）：5-40.
14) 延吉正清. 新冠動脈造影法, 1. 東京, 医学書院, 1990, pp41-89.
15) 梶谷文彦, 木村昭洋. 冠動脈の解剖と生理. 狭心症. 山村雄一, 吉利 和（編）, 最新内科学大系, 33, 東京, 中山書店, 1990, pp41-89.

16) 川崎病心臓血管後遺症の診断と治療に関するガイドライン（2008年改訂版）http//:www.j-circ.or.jp/guideline/pdf/JCS2008_ogawasy_h.pdf
17) Suzuki A, Kamiya T, Arakaki Y, et al. Fate of coronary arterial aneurysms in Kawasaki disease. Am J Cardiol. 1994；74：822-4.
18) 池田健太郎, 小林富雄, 石井陽一郎, 他. 冠動脈瘤破裂をきたした乳児川崎病の1例. 関東川崎病研究会レポート. 2009；24：16-8.

川崎病の基本

6

合併症：心臓血管系の合併症

石井　正浩

基本病因

病因は、未だ不明である。

基本病態

全身の中小動脈を主体とした血管炎で、主に乳幼児期に発症する。最も重要な循環器系の合併症は、冠動脈瘤で免疫グロブリン治療が発達した現在においても約3％に発症し、その約4％は虚血性心臓病へ進行する。その他、弁膜症、心筋炎なども発症する[1]。弁膜症は、僧帽弁閉鎖不全症（1.0％）（図6-1）、大動脈弁閉鎖不全症（0.3％）である（図6-2）[2]。動脈瘤は体動脈に発生することもあり、その頻度は0.1％である（図6-3）。この中には、急性心不全で発症する重篤な症例も含まれ、原因不明の弁膜症を見た場合は、川崎病も念頭に置く必要がある[3]。

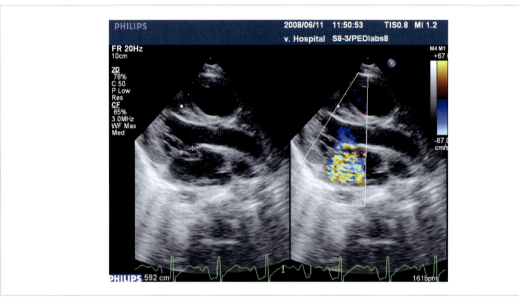

図6-1　川崎病急性期に重症僧帽弁閉鎖不全症を来し、急性心不全を来した症例のカラードプラ心エコー図法

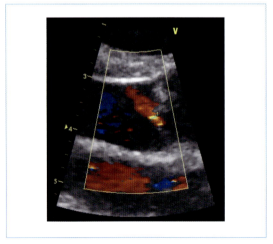

図6-2　川崎病急性期に認められた大動脈閉鎖不全症のカラードプラ心エコー図法

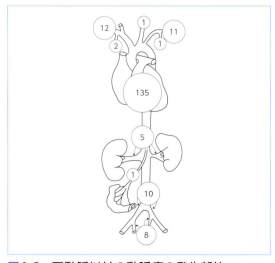

図6-3　冠動脈以外の動脈瘤の発生部位

病態生理から見た臨床症状

原因は不明であるが、臨床像や疫学的研究から何らかの感染因子が最も疑わしい。臨床症状としては、診断の手引きに示される発熱を含めた主要6症状(表6-1)に加えBCG接種部位の再発赤が特徴的である。図6-4に考えられる病態生理と主要症状を示す。これらの症状は川崎病が自己完結型疾患であるため約1か月で終焉する[2]。最も重要な合併症である冠動脈瘤の病態について述べる。図6-4に示したように血管炎により冠動脈の内弾性板の破壊がおこり、冠動脈瘤が形成される(図6-5)。これらの冠動脈瘤は、発症後2年以内に約半数が内膜の肥厚のため、造影上は正常に見えるようになる。この現象を、血流の正常化regressionと呼ぶ。残りの半数は、血栓形成と再疎通をおこし、石灰化に富んだ硬い動脈硬化病変に似た構造となる(図6-5)。この血管病変が、成人期に動脈硬化病変となり虚血性心疾患の危険因子になる可能性が示唆されている。

表6-1 川崎病の診断の手引き 改訂5版

本症は、主として4歳以下の乳幼児に好発する原因不明の疾患で、その症候は以下の主要症状と参考条項とに分けられる。

主要症状
1. 5日以上続く発熱(ただし、治療により5日未満で解熱した場合も含む)
2. 両側眼球結膜の充血
3. 口唇、口腔所見:口唇の紅潮、いちご舌、口腔咽頭粘膜のびらん性発赤
4. 不定形発疹
5. 四肢末端の変化:(急性期)手足の硬性浮腫、掌蹠ないしは指趾先端の紅斑
   (回復期)指先からの膜様落屑
6. 急性期における非化膿性頸部リンパ節腫脹

6つの主要症状のうち、5つ以上の症状を伴うものを本症とする
ただし、上記6主要症状のうち、4つの症状しか認められなくても、経過中に断層心エコー法もしくは心血管造影法で、冠動脈瘤(いわゆる拡大を含む)が確認され、他の疾患が除外されれば本症とする。

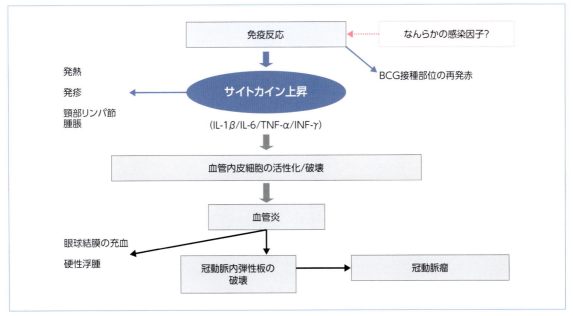

図6-4 川崎病の病態仮説

病態生理から見た診断のための臨床検査

1）血液生化学的検査

全身性の炎症のため核左方移動を伴う白血球の増多、赤沈値の促進、CRP陽性、血管炎による透過性の変化によると考えられる低アルブミン血症を示す。また、低Na血症を示す症例をしばしば経験する[6]。これは、血管の透過性の変化という説と、急性期にSIADHを発症しているためとする説がある。血清トランスアミラーゼの上昇や軽度の黄疸もしばしば経験する[7]。無菌性膿尿を認めることがある。

2）心エコー図検査（図6-6）

急性期の冠動脈は、冠動脈周囲のエコー輝度の増強が認められる。この時期、組織では血管炎が中膜外層から始まり、内膜に及ぶことが観察される。第10病日前後より冠動脈の拡大が見られてくる。この時期の組織では炎症が進行して内弾性板が破綻し、内膜の炎症細胞が中膜に入り込み、外側からの炎症細胞と合流し汎血管炎となるのが見られる。

その後、内・外弾性板が断片状となり動脈瘤の形成となる。動脈瘤の形成は、血管の分岐部を含み、近位部に好発する[9,10]。

3）心電図

急性期一過性にI度からII度のAVブロックが見られることがある。また、回復期以後に異常Q波の出現で無症状の心筋梗塞に気づかれることが冠動脈閉塞例の約1/3にあるが、そのQ波も出現後1か月から2.5年までの間に約40％の例で消失する。

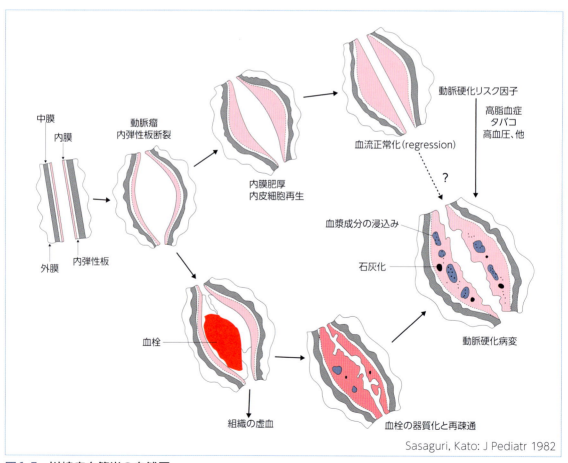

図6-5 川崎病血管炎の自然歴

Sasaguri, Kato: J Pediatr 1982

4）冠動脈造影検査

　冠動脈造影は動脈瘤の形態が正確に観察でき、それにより冠動脈障害の長期予後が推定可能となるため、初回冠動脈造影は、動脈瘤の縮小化や退縮を来す以前に行うことが望ましい。遠隔期においては、進行性局所性狭窄所見が心エコー図法などの非観血的検査法で検出されにくいため繰り返し行う必要があった。現在では、CTやMRIである程度診断可能となり、冠動脈造影が減らせることが期待されている（図6-7）。

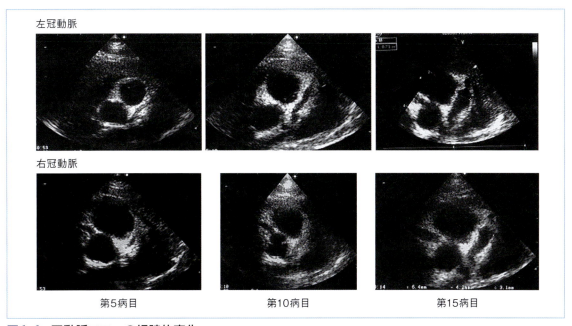

図6-6　冠動脈エコーの経時的変化
　　　　第5病日　冠動脈周囲のエコー輝度の上昇、　第10病日　左右冠動脈の拡張、　第15病日　冠動脈瘤を形成

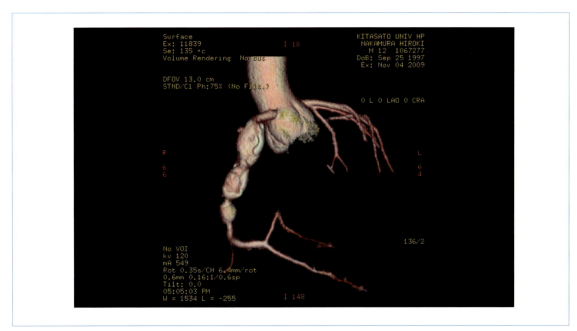

図6-7　13歳男児の冠動脈CT像
　　　　石灰化に富んだ冠動脈瘤と狭窄部位を示す

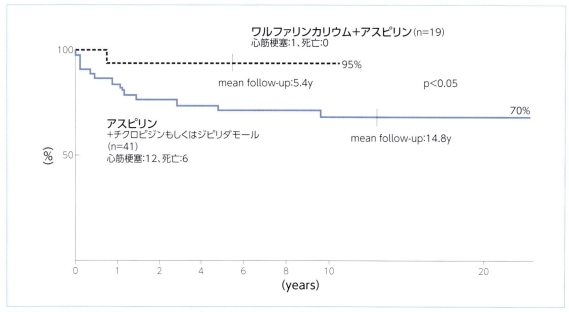

図6-8 巨大冠動脈瘤の管理：アスピリンを中心とした療法とワルファリン療法の比較

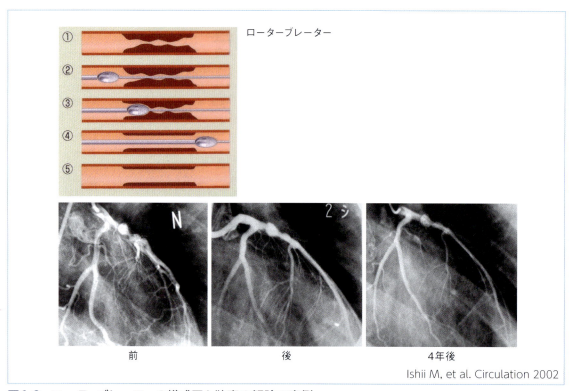

Ishii M, et al. Circulation 2002

図6-9 ローターブレーターの模式図と狭窄の解除の実例
　　　上段　ローターブレーターの模式図：カテーテルの先端に人工ダイヤモンドが埋め込まれており高速で回転し狭窄部を削り取る
　　　下段　17歳男児　狭窄部をローターブレーター治療を行い狭窄の解除を行った。4年後の冠動脈造影においても再狭窄所見は認めない

治療目標とその手順

1）心血管病変への薬物治療

　動脈瘤が残存した症例に対しては抗血栓療法が行われる。これは、動脈瘤内の血栓性閉塞の予防のみならず、遠隔期に見られる局所性狭窄の出現、進行の予防を目的とする。すなわち、血管内皮の保護、動脈瘤内の血流の乱れ、内膜刺激が血小板を活性化させ内膜肥厚を促進するのを防ぐことを意図している。

　通常は、少量のアスピリン（3～5mg/kg）を1日1回投与する。ワルファリンカリウム投与については、至適投与量の問題などもあり、現時点では使用について議論が残っている。しかし、われわれの経験では、巨大冠動脈瘤を持つ症例に関しては、ワルファリンカリウム投与を至適INR 1.5～2.5で行うことにより予後を改善することが証明された（図6-8）[11]。

　巨大動脈瘤では、瘤内の血流が停滞するため、血小板凝集能だけでなく線溶系全体を抑制しておく必要があると思われる。

2）虚血性心疾患に対する治療

　冠動脈に高度の狭窄や閉塞を生じた症例で、虚血症状を呈したり、運動負荷や薬物負荷試験にて虚血所見を呈する者に対して、経皮的カテーテル治療や冠動脈バイパス手術が行われる。冠動脈バイパス手術においては、静脈グラフトを用いた手術は遠隔期の開存率は十分であるとは言えないが、動脈グラフトを用いた手術は遠隔期の開存も満足がいく結果が得られている。

　経皮的カテーテル治療は、病変部を削り取ることができるローターブレーターの出現により、石灰化が強い病変においても治療が可能となった（図6-9）。しかし、使い始めてからの歴史が浅く、長期の予後について今後の検討が必要である[11]。バイパス手術と比較すると経皮的カテーテル治療は再施行が必要となる症例が多いとする報告もある（図6-10）。長期の予後について今後の検討が必要である[12]。

遠隔期の予後

　川崎病の遠隔期については動脈硬化病変への進

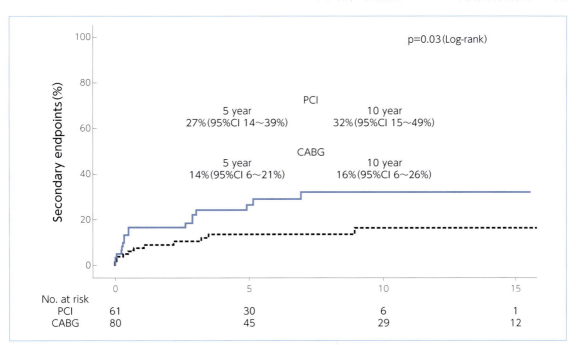

図6-10　secondary endpointとして再治療を設定した場合
　経皮的カテーテル治療はバイパス手術に比べて有意に再治療が多かった

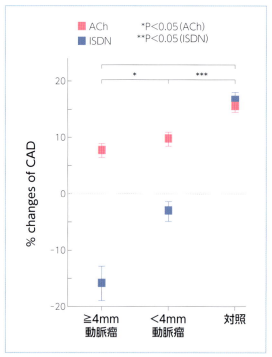

図6-11　急性期の動脈瘤と血管内皮機能
急性期4mm以上の大きさの動脈瘤を生じた者は、regression後の遠隔期において4mm未満の動脈瘤からregressionした者より血管内皮機能が悪い

展の危惧など未だ不明の点が多い。Mutaらの報告によると年齢が上がるにつれて全体的健康感が低くなるとされている[13]。遠隔期の冠動脈病変を持つ症例のみならず、血管内皮機能がregressionした症例においても低下することは報告されている[14]。初回造影で、巨大動脈瘤を持つ者は、予後が悪いことが知られている。しかし、巨大冠動脈瘤を持つ症例においても時期を逃さず、何らかの治療的介入を行えば予後は改善するとの報告もある[14]。Iemuraらは、初回造影で4mm以上の大きさの動脈瘤を持った症例でregressionした症例では遠隔期の血管内皮機能が悪いことを報告している（図6-11）[15]。遠隔期の血管機能については観血的および非観血的な手法により諸家から報告されている[16]。それらによると、急性期に冠動脈障害を起こさなかった症例でも血管機能が低下しているとの報告もある。Regressionした症例や冠動脈障害が残存している症例では、全例血管機能が低下していた（表6-2）。このように川崎病の心

血管障害は急性期のみならず遠隔期にも及ぶことを認識した上で、急性期治療および経過観察の必要性を患者の保護者に教育する必要がある。

■文　献

1) Kato H, Sugimura T, Akagi T, et al. Long-term consequences of Kawasaki disease：a 10 - to 21 year follow-up study of 594 patients. Circulation. 1996；94：1379-85.
2) 主計武代, 赤木禎治, 杉村　徹, 他. 川崎病に合併する大動脈弁閉鎖不全：成因および自然歴の検討. 日児誌. 1996；100：754-60.
3) Honda T, Ogata S, Ishii M. Incomplete Kawasaki disease：early findings consist of congestive heart failure due to valvular heart disease. Heart Asia. 2011；3：92.
4) 一ノ瀬英世, 赤木禎治, 井上　治, 他. 川崎病の末梢動脈瘤病変の検討. 日児誌. 1986；90：2757-61.
5) 緒方昌平, 石井正浩. 診断の進歩. 川崎病：発見後40年の軌跡と今後の課題. 日本臨床. 2008；66：301-6.
6) Muta H, Ishii M, Egami K, et al. Serum sodium levels in patients with Kawasaki disease. Pediatr Cardiol. 2005；26：404-7.
7) Uehara R, Yashiro M, Hayasaka S, et al. Serum alanine aminotransferase concentrations in patient with Kawasaki disease. Pediatr Infect Dis J. 2003；22：839-42.
8) 石井正浩, 中畑弥生. 冠動脈・川崎病 目で見る最新の超音波診断. 小児診療. 2008；71（増）：125-32.
9) Naoe S, Takahashi K, Matsuda H, et al. Kawasaki disease with particular emphasis on arterial lesions. Acta Pathol Jpn. 1991；4：789-97.
10) Sugahara Y, Ishii M, Muta H, et al. Warfarin therapy for giant aneurysm prevents myocardial infarction in Kawasaki disease. Pediatr Cardiol. 2008；29：398-401.
11) Ishii M, Ueno T, Ikeda H, et al. Sequential follow-up results of catheter intervention for coronary artery lesions after Kawasaki disease：quantitative coronary artery angiography and intravascular ultrasound imaging study. Circulation. 2002；105：3004-10.
12) Muta H, Ishii M. Percutaneous coronary intervention versus coronary artery bypass grafting for stenotic lesions after Kawasaki disease. J Pediatr. 2010；157：120-6.
13) Muta H, Ishii M, Iemura M, et al. Health-related quality of life in adolescents and young adults with a history of Kawasaki disease. J Peditr.

表6-2 冠動脈瘤の程度別の遠隔期川崎病疾患のアウトカム

			持続性冠動脈瘤	退縮病変	冠動脈瘤なし
		死亡	男性のみ上昇(Nakamuraら)		差なし(Nakamuraら)
		Quality of life(QOL)	差なし(Mutaら)		差なし(Mutaら)
形態面からの評価	冠動脈	部検組織	細胞線維性内膜肥厚による内腔狭窄(Takahashiら)	全周性内膜肥厚、内弾性板の伸展(Takahashiら)	
		血管内超音波(IVUS)	石灰化病変、内膜肥厚を伴う3層(Sugimuraら、Mitaniら)	内膜肥厚を伴う3層(Sugimuraら、Mitaniら)	1層(Sugimuraら、Mitaniら)
	全身	頸動脈内膜中膜厚(IMT)	肥厚(Notoら)		
			肥厚(Cheungら)		肥厚(Cheungら)
			肥厚(Dala Pozzaら)		差なし(Dala Pozzaら)
			差なし(Ikemotoら)	差なし(Ikemotoら)	差なし(Ikemotoら)
			差なし(Kadonoら)		
機能面からの評価	冠動脈	血管内皮機能(アセチルコリン・ニトログリセリン負荷)	低下(Sugimuraら、Yamakawaら、Iemuraら)	低下(Sugimuraら、Yamakawaら、Iemuraら)	差なし(Sugimuraら、Yamakawaら、Iemuraら)
			低下(Mitaniら)	低下(Mitaniら)	低下(Mitaniら)
		心筋血流予備量	低下(Muzikら、Furuyamaら)	低下(Muzikら、Furuyamaら)	低下(Muzikら、Furuyamaら)
	全身	血流依存性血管拡張反応(FMD)	低下(Dhillonら)		
			低下(Niboshiら)	低下(Niboshiら)	低下(Niboshiら)
			低下(Kadonoら、Ikemotoら)		低下(Kadonoら、Ikemotoら)
			差なし(Senazakiら)	差なし(Senazakiら)	差なし(Senazakiら)
		血管床の硬化	あり(Senazakiら)	あり(Senazakiら)	
		脈波伝達速度(PWV)	上昇(Ooyanagiら、Cheungら)		上昇(Ooyanagiら、Cheungら)
			男性のみ上昇(Niboshiら)		
		足関節上腕血圧比(ABI)	差なし(Ooyanagiら)		差なし(Ooyanagiら)
		高感度CRP	上昇(Mitaniら)	上昇(Mitaniら)	上昇(Mitaniら)
			上昇(Cheungら)		差なし(Cheungら)
			上昇(Niboshiら)	差なし(Niboshiら)	差なし(Niboshiら)

牟田広実、石井正浩 医学のあゆみ2010より転載

14) Yamakawa R, Ishii, M, Sugimura T, et al. Coronary endothelirum dysfunction after Kawasaki disease: Evaluation by intracoronary injection of acetylcholine. J Am Coll Cardiol. 1998;31:1074-80.

15) Iemura M, Ishii M, Sugimura T, et al. Long-term consequences of regressed coronary aneurysms after Kawasaki disease: vascular wall morphology and function. Heart. 2000;83:307-11.

16) Suda K, Iemura M, Nishiono H, et al. Long-term prognosis of patients with Kawasaki disease complicated by giant coronary aneurysms: a single-institution experience. Circulation. 2011;123:1836-42.

17) 牟田広実, 石井正浩. 川崎病既往患者の成人期の諸問題. 医学のあゆみ. 2010;232:802-4.

川崎病の基本

7

治療：免疫グロブリンを中心とした治療

荻野廣太郎

川崎病の研究は、正に1967年（昭和42年）に『アレルギー』に掲載された、川崎富作による「指趾の特異的落屑を伴う小児の急性熱性皮膚粘膜淋巴腺症候群（自験例50例の臨床的観察）」[1]から始まった。

はじめに、川崎病急性期治療の変遷を理解するための歴史的事項から話を起こしていきたい。

川崎の原著から見た初期治療（1967年、昭和42年）

川崎病の初期治療を語る上で、まず出発点とすべきは川崎の原著と思われる。川崎は本症を再発が見られず、自然治癒し、後遺症を残さない、予後良好な疾患と位置づけていた。記述からは、最初に感染に起因する全身性熱性疾患と考え、治療として抗菌薬を使用している。次いで、膠原病または、その近縁疾患としての可能性から副腎皮質ホルモン（ステロイド）による治療が選択された。報告された50症例の治療内容を見ると、入院後無治療群は3例（6％）、何らかの抗菌薬での治療例（ステロイド不使用）は25例（50％）、ステロイド使用例は22例（44％）で全例に抗菌薬が併用されていた。使用された抗菌薬は多岐にわたるが、主として使用された抗菌薬はクロラムフェニコール、エリスロマイシン、ペニシリン、テトラサイクリンであった。また、ステロイドは投与経路別に静注8例、筋注1例、経口13例であり、プレドニゾロンが主として使用されていた。

川崎は著書の中で、「プレドニンの点滴静注は確かに解熱効果があり、一般状態の改善に役立つように思われたが、本症の全経過を短縮する効果があるかどうかは、他の治療群と比較してみて、余り差が見られなかったので、慎重に判断する必要がある」と述べ、さらに「本症候群の如き、Self-limitedの疾患に於ける薬剤効果の判定は余程慎重でなければならない」と結んだ。結局は、上記3治療法の間で治療効果に差はなかった、というのが川崎の結論であったようである。

川崎病が全身性血管炎、なかでも冠動脈炎とそれに伴う冠動脈瘤形成が見られ、瘤内血栓症で突然死することが明らかになる（1970年、昭和45年）

原著では、再発がみられず、自然治癒し、後遺症を残さない、と記載されている。しかし1970年に発足した厚生省MCLS（mucocutaneous lymph-node syndrome）研究班の第1回全国調査の1次調査で、患者数3,140例が集められ、そのなかに7名の死亡が報告された。研究班ではこの事実に驚き、1970年11月21日に急遽MCLS死亡例検討会を行った[2]。ここでは10例の死亡例が提示され、突然死8例、心不全死2例で、うち4例が剖検を受けていた。共通するのは冠動脈炎の存在と、冠動脈瘤形成、そして瘤内の血栓性閉塞による死亡

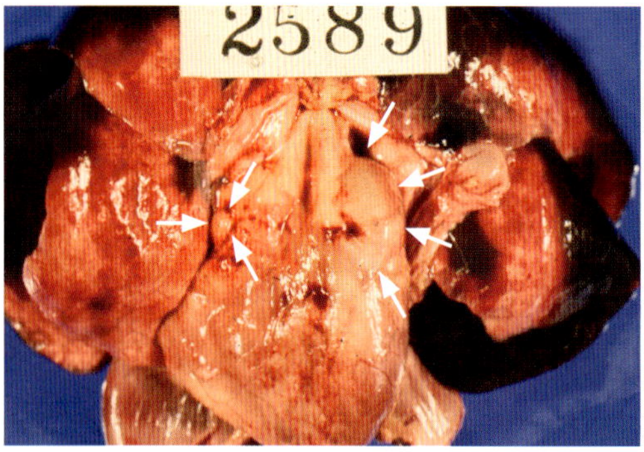

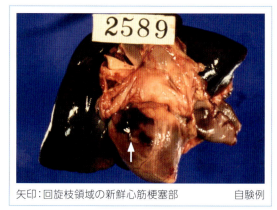

矢印：冠動脈瘤　　　　　自験例

図7-1　生後58日発症、発症後7か月突然死症例

矢印：回旋枝領域の新鮮心筋梗塞部　　　　　自験例

図7-2　生後58日発症、発症後7か月突然死症例

であった。

　続いて行われた2次調査（個人調査）で1,857名の川崎病患児が個人的に把握され、その内に26名（1.4％）の死亡が報告された。さらに1972年に行われた第2回の全国調査では新たに2,836名の患者と41例（1.4％）の死亡が報告され、2回の全国調査で延べ患者数は3,940名（重複例を除外）、死亡数は延べ67名（1.7％）を数えるに至った。大川はこの67死亡例のうち、調査可能な64例を対象に、matched pair法を用いて調査し、そのうち54死亡例の調査票を回収し、詳細な検討を行った（1975年）[3]。性別致命率は男2.8％、女1.1％、年齢別では0歳台の致命率が4.7％と著明に高かった。死亡病日は第20～29病日が37％と最も高く、85％が発病2か月までに死亡した。また一方で、発症後180病日以降の死亡例も3例6％含まれていた。死因は心臓死が85.2％で、剖検所見（心臓死例46例中13例）はすべて冠動脈血栓症を示し、死亡時突然死を呈した例は83.3％であった。治療薬剤との関連では、ステロイドは死亡例中92.5％に、生存例中78.6％に使用されていた。病理学的な検討は田中らによって始められ文献4、5に詳しく記載されている。本小冊子の「病理」の項を参照願いたい。

図7-1，7-2：自験例

図の説明

　生後58日発症の患児（1978年）。最初、右冠動脈瘤内血栓性閉塞によると思われる心筋梗塞を生じ（冠動脈造影検査にて右冠動脈の閉塞を確認）、発症後7か月で左巨大冠動脈瘤内血栓性閉塞が生じ突然死した。剖検では冠動脈瘤内血栓症と左回旋枝領域に新鮮心筋梗塞所見を認めた。

冠動脈造影法の導入（1973年、昭和48年）

　前項で述べたように、川崎病が全身の系統的血管炎、そのうちでも冠動脈炎と冠動脈瘤形成、死亡例においては冠動脈瘤内血栓症が死因であることが判明し、生存例の中にも冠動脈瘤を残している症例の存在が疑われるようになった。これを証明するために、1973年頃から冠動脈造影検査が川崎病患児に行われ、心筋梗塞患者ではほぼ全例に、さらに症状のない生存例にも約20％の高率に冠動脈障害を残していることが明らかになった[6~8]。

図7-3，7-4：自験例

図の説明

　第25病日と発症後11か月時の選択的冠動脈造影像を示す。第25病日では3枝にわたる巨大冠動脈瘤の形成を確認した。発症11か月後には左前下行枝は閉塞後再疎通像で強度狭窄を示し、右冠動脈はSegment2で閉塞していた。Tl-201血流心筋シンチグラフィーでは左回旋枝領域を除いて明らかな虚血所見を示した。そこで2歳時に左内胸動脈-左前下行枝、右胃大網動脈-右冠動脈の2枝バイパスを施行し、良好な経過を得ている。

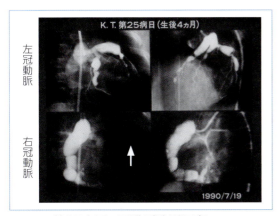

図7-3　第25病日の冠動脈造影写真

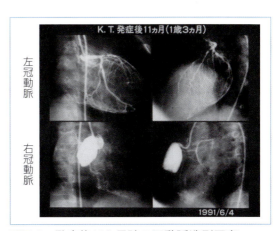

図7-4　発症後11か月時の冠動脈造影写真

超音波心エコー法の導入による川崎病冠動脈瘤の観察(1977年、昭和52年)

　川崎病患児での冠動脈瘤の形成を何とか非侵襲的に観察できないかという思いは強くなる一方であった。1976年にWeymanが最初に断層心エコー法を用いて左冠動脈主幹部の観察を行い、冠動脈疾患の形態的アプローチが可能になった。川崎病にこの方法を導入したのは1977年の柳沢の報告[9]が最初と思われる。次いでYoshikawaらの報告[10]が契機となって、超音波診断装置の改良、普及に伴い、急速に全国的に行われるようになってきた。非侵襲かつ経時的な反復検査が可能となり、第9病日ですでに冠動脈瘤の形成が見られることも判明した。この検査法は川崎病の臨床において不可欠なものとなり、病態解明にも大きく貢献し、現在においてもこの検査法を抜きにして川崎病の臨床は語れない。また、本法の普及に伴い、冠動脈造影検査の適応も中等瘤以上の症例にのみ行われるようになった。

図7-5：巨大冠動脈瘤の心エコー所見
左右冠動脈に巨大冠動脈瘤を見る。

川崎病急性期治療の変遷

　次に川崎病急性期治療の変遷を見ていきたい。

1)手探りの時代

　前述したように、川崎は1961年1月に第1例と遭遇し、原著の中で入院後無治療例3例、抗菌薬のみでの治療25例、ステロイド使用22例の治療効果を比較し、いずれの治療群も本症の全経過を短縮する効果はなかった、と述べた。諸家の意見としては、川崎病は急性熱性疾患であるため何らかの感染症が考えられ、まず抗菌薬の投与を行うことは一致していたと思われる。次いで、病態から考えて過敏性症候群あるいは膠原病近縁疾患と考えてステロイドの投与が考慮されたと思われる。1970年になり川崎病の死亡例が報告され、病態が全身性血管炎で、冠動脈炎とそれに付随する冠動脈瘤の形成と血栓性閉塞が死亡の原因であったことが判明して以降は、血管炎を抑制する目的で中〜大量(プレドニゾロン換算で2〜4mg/kg/日)のプレドニゾロンを中心としたステロイド治療の時代に入った。

2)ステロイドの時代(1970年代後半まで)

　草川ら[11,12]は当初プレドニゾロン2mg/kg/日を用いて治療を行った。しかし、ステロイド非使用群との間で臨床症状の改善に差がなく、4mg/kg/日まで増量して治療し、2mg/kg群との比較で有熱期間の短縮を含めて臨床症状の改善を見たと報告した。また、免疫抑制薬であるアザチオプリンの使用経験も示し、ステロイド非使用群と全く差はなかったと述べている。一方、心症状のある患児では抗血栓治療の重要性を指摘した。抗血栓療法としては当初ワルファリンカリウムが用いられたが、その使用にあたっての煩雑さから、次第に抗炎症・抗血小板作用を有するアスピリンが用いられるようになった。

　永山らは1972年の報告[13]でステロイド治療に対して批判的な見解を示し、「われわれの考えが正しければ、副腎皮質ステロイドの安易な使用を中止すれば1.5%にも及ぶ死亡はゼロにならなくとも、かなり減少するのではないか」、「現在有効な薬剤をわれわれはまだもたない。非ステロイド系抗炎症薬も考慮される薬剤であろう」と述べ、アスピリンを中心とした治療を貫き良好な治療成績を残した。これがアスピリン治療の時代への伏線ともなった。

　このステロイドの時代における致命率は1〜

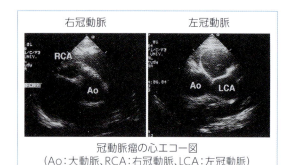

冠動脈瘤の心エコー図
(Ao:大動脈、RCA:右冠動脈、LCA:左冠動脈)

図7-5　巨大冠動脈瘤の心エコー所見

2％、冠動脈瘤形成頻度は30〜60％と極めて高頻度であった。

ステロイドの時代の最後、1982〜1983年にステロイドパルス療法が提唱されたが、その有効性ははっきりせず、1984年に始まる免疫グロブリン大量療法の導入により使用されなくなった。

3）アスピリンの時代（1970年代後半から1980年代後半まで）

（1）冠動脈造影検査から見た治療法の評価

1973年から川崎病に対する冠動脈造影検査が導入され、各治療法別に冠動脈造影結果に基づいた治療法の評価が行われるようになった。加藤らは1977年に『医学のあゆみ』[14]に、さらに1979年には症例数を増やして『Pediatrics』[15]に報告した。

その内容は、発症1〜2か月後に全例冠動脈造影検査を行い、以下の治療法における冠動脈瘤形成頻度を検討した。①ステロイド治療群（プレドニゾロン2〜3mg/kgを少なくとも2週間、次いで1.5mg/kgに減量後さらに2週間、その後減量中止）17例、②ステロイド（同量）＋ワルファリンカリウム（0.1mg/kgから開始）治療群7例、③ステロイド（同量）＋アスピリン（初期から30mg/kg）治療群7例、④アスピリン（同量）治療群36例、⑤抗菌薬（セファレキシン50mg/kgを1週間、なお抗菌薬は全治療法に併用）治療群25例、合計92例の検討であった。これによると冠動脈瘤形成率は、①64.7％、②28.6％、③0％、④11.1％、⑤20.0％、であることが判明した（表7-1）。

表7-1 Incidence of Coronary Aneurysm in Groups Treated With Five Different

Protocol	Incidence of Coronary Aneurysm	
	No.	％
1. Prednisolone	11/17	64.7
2. Prednisolone plus warfarin	2/7	28.6
3. Prednisolone plus aspirin	0/7	0
4. Aspirin	4/36	11.1
5. Antibiotic only	5/25	20.0
Statistical analysis		
1. vs 3.　　p<0.02		
1. vs 4.　　p<0.01		
1. vs 5.　　p<0.01		
4. vs 5.　　not significant		

文献15)から引用

表7-2 病日別冠状動脈異常所見出現頻度

	入院時（3〜18病日）	1か月	2か月	1年	2年	3年
Aspirin群 101例	16(15.8)	22(21.8)	11(10.9)	1(1.0)	1(1.0)	1(1.0)
Flurbiprofen群 104例	13(12.5)	40(38.5)	27(26.0)	12(11.5)	10*(9.6)	7(6.7)
Prednisolone＋Dipyridamole群 101例	14(13.9)	27(26.7)	20(19.8)	9(8.9)	6(5.9)	5(5.0)

（　）内％。＊：内1例は発病3年後指導に従わず来院せず。

（草川・多田羅[16]，1986）

このように、ステロイド治療群での高い冠動脈瘤形成率、さらに死亡例において92.5％にステロイドが投与されていた事実などから、次第にステロイドの使用は減少し、以後はアスピリンの時代となった。

(2) 超音波断層心エコー図を用いた治療法の評価

1977年から導入された超音波断層心エコー図を用いた治療法の検討が厚生省川崎病研究班によって、1981年7月から1982年10月までに参加8施設に入院した川崎病患児306例を対象として行われた。治療法はアスピリン（50mg/kg）治療群、フルルビプロフェン（4mg/kg）治療群、プレドニゾロン（2mg/kg、7日間）＋ジピリダモール（5mg/kg）治療群の3群であった。結果は表7-2に示すように、アスピリン治療群では冠動脈瘤の形成は阻止できないものの、冠動脈瘤の残存率が発症後1年の時点で1例1％と、他の2治療群と比較して極めて良好な治療成績であった[16]。ここに及んでアスピリン治療の優位性は揺るぎないものになった。

(3) アスピリン時代のまとめ

アスピリンの時代に入ってから致命率は低下し、当初1.7％程度であった致命率も0.2～0.3％に減少した。しかし、アスピリン治療を行っても冠動脈瘤形成率は発症後1か月の時点で20％前後と高率で、巨大瘤（内径8mm以上）の形成も少なくなく、決して満足できる治療法ではなかった。一方、初期治療としての使用量に関しては抗炎症効果を目指した高用量（100mg/kg/日）から、抗血小板作用を主眼に置いた低用量（30mg/kg/日）まで幅があった[17]。なお、次の免疫グロブリンの時代に入っても、このアスピリン療法は主として抗血小板療法として、免疫グロブリンとともに現在に至るまで使用され続けている。

ここで全国調査から見た川崎病急性期治療の変遷と年次別致命率の推移を示す（図7-6）。ステロイド使用頻度の減少と、致命率低下の関係がよく示されている。さらに、免疫グロブリン2,000mg/kg単回投与の開始以来（保健適応は2003年）、致命率のさらなる低下が読み取れる。

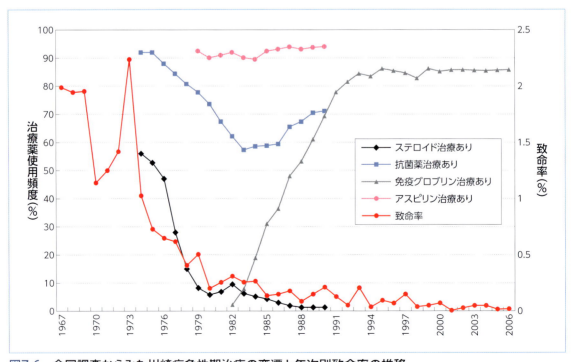

図7-6　全国調査からみた川崎病急性期治療の変遷と年次別致命率の推移

4）免疫グロブリンの時代：現在の治療の主役！（1980年代後半から現在まで、表7-3、表7-4）

川崎病の急性期治療に新時代を築いたのは、1984年Furushoらによって報告されたヒト免疫グロブリン大量静注（IVIG）療法であった[18]。本療法は冠動脈瘤の形成頻度を明らかに低下させる画期的な治療法であった。彼らはアスピリンのみの治療群（ASA群）とアスピリン＋IVIG治療群（IVIG群、400mg/kg/日・5日間投与）との間で無作為化比較試験を行い、その冠動脈瘤発生頻度を比較した。第29病日以内に心エコー検査において冠動脈瘤を認めたのは、前者で42.2％、後者で15.0％（p＜0.01）、さらに第30〜60病日で残存していた障害は、前者で31.1％、後者で7.5％というすばらしい成績であった。

この報告に触発されたNewburgerらのグループは、1986年にASA群とIVIG群（400mg/kg/日、4日間投与＋ASA）の無作為化比較試験の結果を報告した[19]。冠動脈瘤の発生頻度は登録2週間後でASA群23.1％、IVIG群8.0％（p＝0.01）、登録7週間後で同じく17.7％、3.8％（p＝0.005）と報告さ

表7-3　免疫グロブリンの時代

1984 Furusho	400mg/kg/日×5日 vs アスピリン
1986 Newburger	400mg/kg/日×4日 vs アスピリン
1991 Newburger	2,000mg/kg×1 vs 400mg/kg×4
冠動脈瘤形成：	400mg/kg×4-5日 約10% 2,000mg/kg 1回 3〜5%
日本での保険適応：	1990年10月 200mg/kg/日・5日間 1996年1月 400mg/kg/日・5日間 2003年7月 2,000mg/kg・1回投与
最近の致命率：	0.01〜0.03%（ASA時代の1/10）

表7-4　免疫グロブリン療法の治療成績（心エコー法による冠動脈瘤発生頻度の比較）

Furushoら（1984）（文献18）

	第29病日以内	第30〜60病日
アスピリン（ASA）治療群（45例）	19/45（42.2%）	14/45（31.1%）
IVIG 400mg/kg 5日間＋ASA（40例）	6/40（15.0%） p＜0.01	3/40（7.5%）

Newburger ら（1986）（文献19）

	登録2週後	登録7週後
ASA治療群（84例）	18/78（23.1%）	14/79（17.7%）
IVIG 400mg/kg 4日間＋ASA（84例）	6/75（8.0%） p＝0.01	3/79（3.8%） p＝0.005

Newburger ら（1991）（文献20）

	登録2週後	登録7週後
IVIG 400mg/kg 4日間＋ASA（276例）	24/263（9.1%）	19/263（7.2%）
IVIG 2,000mg/kg 1日＋ASA（273例）	12/260（4.6%） p＝0.042	10/257（3.9%） p＝0.098

れ、ここにIVIG療法の有用性が確立した。

さらに、Newburgerらは1991年に、IVIG 400 mg/kg/日・4日間投与群（400mg群）とIVIG 2,000 mg/kg・単回投与群（2,000mg群）との間で冠動脈瘤発生頻度を比較した[20]。登録2週間後の時点で冠動脈瘤の頻度は400mg群で9.1%、2,000mg群で4.6%（p＝0.042）、登録7週間後の時点では同じく前者で7.2%、後者で3.9%（p＝0.098）であり、2週間後では400mg群は2,000mg群と比較し1.94倍、7週間後では同じく1.84倍の冠動脈瘤形成頻度が見られたとした。この報告によって2,000mg/kg・単回投与法は世界標準の川崎病急性期治療となった。

このようにIVIG療法の冠動脈瘤形成阻止効果には用量依存性があり、Meta-analysisで解析すると、図7-7のようになる。

一方、日本におけるIVIG療法の歴史を保険適応の面から見ると、1990年10月に初めて200mg/

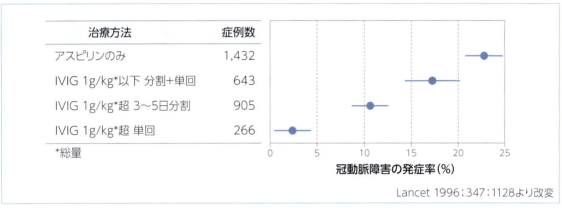

図7-7　川崎病のIVIG療法（メタアナリシス）各群のCAA発現率（30日目）

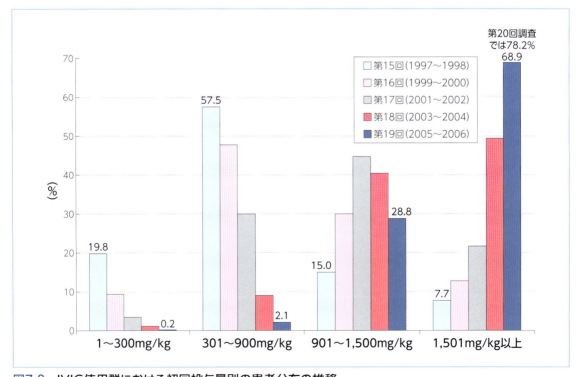

図7-8　IVIG使用群における初回投与量別の患者分布の推移

kg/日・5日間投与が承認されたが、2,000mg/kg・単回投与法が保険適応となったのは2003年7月からのことであった。

ここで第15回から第19回までの川崎病全国調査結果（1997〜2006年）から見た、免疫グロブリン使用群における初回投与量別の患者分布の推移（図7-8）と、同じく後遺症期の冠動脈障害発生頻度の推移（図7-9）を示す。年次的に初回投与量は増加し、第19回全国調査では1,501mg/kg以上の症例（そのほとんどは2,000mg/kg）が全体の68.9％を占め、第20回調査では78.2％となった。それに伴い冠動脈障害発生頻度は減少した。障害の内訳を見ると、拡大・瘤の発生頻度は順調に減少しているものの、残念ながら巨大瘤の発生頻度の減少は見られていない。

最近の免疫グロブリン治療における致命率は0.01〜0.03％とアスピリン時代の1/10に減少した。同時に、最新の第21回川崎病全国調査では、急性期の心障害は9.3％、後遺症期（第30病日前後）のそれは3.0％、致命率は0.004％と良好な成績を示し[21]、第15回全国調査結果と比較すると、急性期・後遺症期ともに心障害発生頻度は1/2以下に

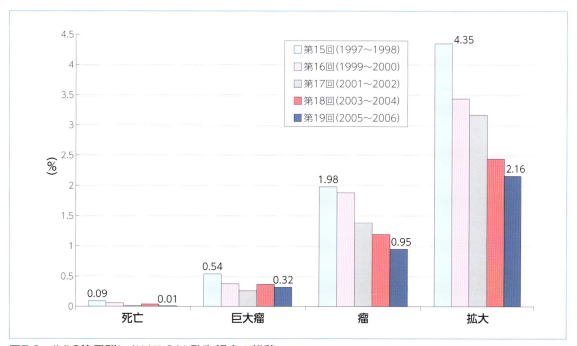

図7-9　IVIG使用群におけるCAL発生頻度の推移

表7-5　川崎病全国調査成績の概要（川崎病研究班の資料から）

調査回数	調査年	総症例数	IVIG(%)	急性期心障害	後遺症期心障害	致命率(%)
第15回	1997〜1998	12,966	84.0	20.1%	7.0%	0.08
第16回	1999〜2000	15,314	86.0	18.1%	5.9%	0.05
第17回	2001〜2002	16,952	86.0	16.2%	5.0%	0.01
第18回	2003〜2004	19,138	85.8	13.6%	4.4%	0.04
第19回	2005〜2006	20,475	86.0	12.9%	3.8%	0.01
第20回	2007〜2008	23,337	87.0	11.0%	3.2%	0.03
第21回	2009〜2010	23,730	89.5	9.3%	3.0%	0.004

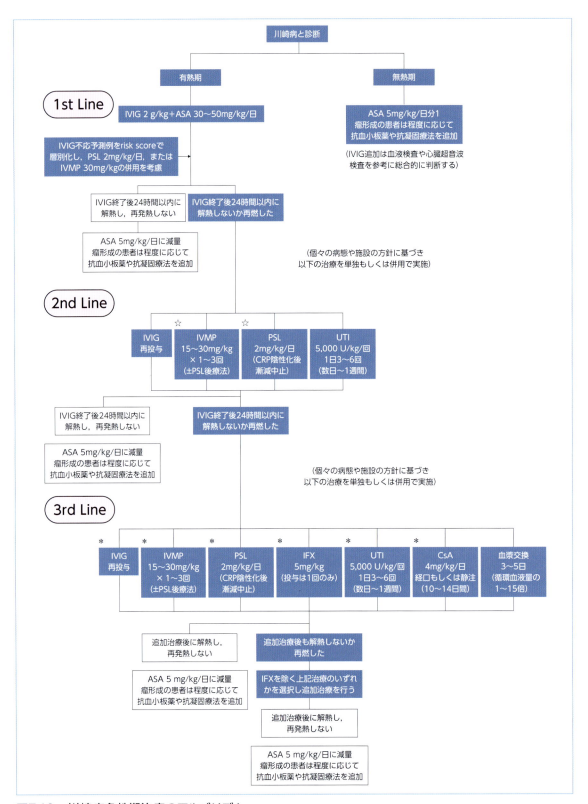

図7-10 川崎病急性期治療のアルゴリズム
Risk scoreで層別化した場合、2nd Lineの☆印を1st Lineにupgradeし、また3rd Lineの＊印を2nd Lineにupgradeしても良い。

減少した(表7-5)。この改善は2,000mg/kgの単回投与の導入と、次に述べる初回免疫グロブリン不応例に対する治療法の改善によるものと考えられた。

5) 免疫グロブリン療法の問題点

本療法の問題点としては、初回IVIG治療に反応が悪く、発熱持続・再発熱・急性炎症マーカー改善不良などのいわゆるIVIG療法不応例の存在である。Newburgerらは1991年の報告の中で、治療開始後少なくとも3日後に解熱が得られなかった症例は400mg群で29.3%、2,000mg群で19.1%($p=0.005$)と報告した。そこで2007年までの主だった報告を見ると、2,000mg/kg・1回投与法での初回治療不応例の頻度は7.4%から23.1%と幅があり、報告症例数を合算すると1,744例中231例、13.2%であった。また初回治療反応群の冠動脈瘤発生頻度は6.8%で、不応例のそれは26.3%と明らかに高値であった[22]。

一方、国内における本療法の現状を全国調査資料で見ると、第18回全国調査(2003～2004年に発症した患児を対象)で初めて追加治療法の調査がなされ、何らかの追加治療を受けた症例は、初回IVIG治療を受けた16,301例中3,186例、19.5%であった。

追加治療の有無別に冠動脈瘤発生頻度(拡大+瘤+巨大瘤)を発症後30病日以降の後遺症期で見ると、初回IVIG治療のみ群(治療反応群)では2.2%、何らかの追加治療を受けた群では実に11.6%と反応群の5倍の頻度で、巨大瘤も1.7%(反応群0.05%)と高率に見られた[23]。最新の第21回全国調査(2009～2010年に発症した患児を対象)結果では初回IVIG不応症例は16.6%と報告されている[21]。

現在、これら初回IVIG治療不応例に対する治療法の検討が進められている。2003年の『川崎病急性期治療のガイドライン』[24]では追加治療として、IVIGの追加投与、ステロイド療法(パルス療法ないしプレドニゾロン静注または経口療法)、ウリナスタチン静注療法、アスピリンの増量、その他として血漿交換療法が取り上げられた。

さらに、2004年にはWeissらによって抗サイトカイン療法としてInfliximab療法(抗TNF-α療法)が提唱された[25]。そこで、2012年12月には川崎病急性期治療のガイドライン、平成24年改訂版が出され[26]、図7-10の川崎病急性期治療のアルゴリズムが示された。

まず、1st Lineであるが、多くの施設では免疫グロブリン2g/kg+アスピリン30～50mg/kg/日が採用されていると思われる。RAISE Study[27]で示されたように重症化予測症例においては、プレドニゾロンあるいはメチルプレドニゾロンの併用も考慮となった。

次いで、2nd Lineの治療法には免疫グロブリンの再投与、メチルプレドニゾロンのパルス療法、プレドニゾロンの投与、ウリナスタチンの投与の4種類の追加治療が示された。追加治療後24時間以内に解熱しないか再燃した症例には3rd Lineの治療が行われることになる。

3rd Lineの治療法としては以下の7種類が示されている。つまり免疫グロブリンの再投与、メチルプレドニゾロンのパルス療法、プレドニゾロンの投与、インフリキシマブの投与、ウリナスタチンの投与、シクロスポリンAの投与、そして血漿交換の7種である。

ただし、2nd Line、3rd Lineともに選択する治療法の重み付けはなされておらず、その選択に苦慮する施設も多いのではないかと思われる。要は追加治療をためらわず、使い慣れた治療法を選択することが大切と考えている。いずれにしても冠動脈障害の発生を阻止するためには第9病日までに炎症を沈静化させねばならず、治療に費やせる時間は少ないことを肝に銘じておかねばならない。

まとめ

川崎病急性期治療の変遷をながめてきた。このように見ていくと、急性期治療の主役は現在「免疫グロブリン2,000mg/kgの単回投与」であることが理解してもらえると思う。この治療法の限界はあるにせよ、後遺症期の心障害発生頻度を3.0%

まで押さえられるようになったことは事実である。この大量免疫グロブリン静注治療を中心において、不応例にいかに立ち向かい、巨大冠動脈瘤の形成を可能な限り阻止することを目指さなければならない。この拙文が川崎病急性期治療を理解する上で何らかのお役に立てるのならば望外の幸せである。

最後に、この拙文は小児内科、Vol.41, 41-56, 2009をリメイクし、それ以後の新しい情報を加えたものであることをお断りしておきたい。

■ 文　献

1) 川崎富作. 指趾の特異的落屑を伴う小児の急性熱性皮膚粘膜淋巴腺症候群（自験例50例の臨床的観察）. アレルギー. 1967；16：178-222.
2) 神前章雄, 川崎富作, 大川澄男, 他. 急性熱性皮膚粘膜リンパ節症候群死亡例検討会. 小児科臨床. 1971；24：2546-59.
3) 大川澄男, 川崎富作, 神前章雄, 他. 急性熱性皮膚粘膜リンパ節症候群（MCLS）死亡例の検討. 小児科診療. 1975；38：608-14.
4) 田中　昇, 関本一義, 直江史郎. 川崎病＝MCLS剖検例の検討―乳児動脈炎との関連について―. 小児科. 1975；16：886-95.
5) 田中　昇, 関本一義, 直江史郎. 川崎病（MCLS）剖検例の病理学的研究のあゆみ―特に乳児動脈炎との関連について―. 川崎富作, 草川三治, 重松逸造, 編集：川崎病（MCLS）研究のあゆみ, 近代出版, 東京, pp38-51, 1976.
6) 浅井利夫, 草川三治. 急性熱性皮膚粘膜淋巴節症候群（MCLS）の冠動脈造影所見. 日本醫事新報. 1974；2594：37-40.
7) 加藤裕久, 小池茂之. 小児急性皮膚粘膜リンパ節症候群の冠動脈病変. 日本醫事新報. 1974；2605：37-40.
8) 草川三治, 柳沢正義, 保崎純郎, 他. 川崎病（MCLS）の心臓障害に関する研究. 昭和50年度小児慢性疾患（臓器系）に関する研究報告書. p85-92, 1976.
9) 柳沢正義. 川崎病の心臓障害. 昭和51年度厚生省心身障害研究班報告書：p71, 1977.
10) Yoshikawa J, Yanagihara K, Owaki T, et al. Cross-sectional echocardiographic diagnosis of coronary artery aneurysms in patients with the mucocutaneous lymph node syndrome. Circulation. 1979；59：133-9.
11) 草川三治, 浅井利夫, 網代成子, 他. 急性熱性皮膚粘膜リンパ節症候群（川崎病）の治療について. 小児科. 1971；12：921-7.
12) 草川三治. 川崎病の治療方針とその考え方. 日本臨床. 1976；34：306-10.
13) 永山徳郎, 布上　董. 治療からみた小児急性熱性皮膚粘膜リンパ節症候群. 日本醫事新報. 1972；2532：10-6.
14) 加藤裕久, 小池茂之, 横山　隆. 川崎病（MCLS）の冠動脈病変に対する治療法の評価. 医学のあゆみ. 1977；101：30-1.
15) Kato H, Koike S, Yokoyama T. Kawasaki disease：Effect of treatment on coronary artery involvement. Pediatrics. 1979；63：175-9.
16) 草川三治, 多田羅勝義. 川崎病の急性期治療研究（第3報）―Aspirin, Flurbiprofen, Predonisolone＋Dipyridamoleの3治療群によるprospective study―. 日児誌. 1986；90：1844-9.
17) 白幡　聡, 山田兼雄, 野尻外士雄, 他. MCLSに対するAspirinの投与法の検討―血小板機能に対する効果を中心として―. 日児誌. 1979；83：365-73.
18) Furusho K, Kamiya T, Nakano H, et al. High-dose intravenous gammaglobulin for Kawasaki disease. Lancet. 1984；2：1055-8.
19) Newburger JW, Takahashi M, Burns JC, et al. The treatment of Kawasaki syndrome with intravenous gamma globulin. N Engl J Med. 1986；315：341-7.
20) Newburger, JW, Takahashi M, Beiser AS, et al. A single intravenous infusion of gamma globulin as compared with four infusions in the treatment of acute Kawasaki syndrome. N Engl J Med. 1991；324：1633-9.
21) 特定非営利活動法人日本川崎病研究センター川崎病全国調査担当グループ. 第21回川崎病全国調査成績. 2011：1-29.
22) 荻野廣太郎. 川崎病の診断の"コツ"と免疫グロブリン療法のエビデンス. 医学のあゆみ. 2007；222：859-65.
23) 荻野廣太郎, 中村好一, 屋代真弓, 他. 初回IVIG治療後の追加療法の検討―第18回川崎病全国調査資料から―. Prog Med. 2007；27：208.
24) 日本小児循環器学会学術委員会. 川崎病急性期治療のガイドライン（2003年2月21日制定）. 日小児循環器会誌. 2004；20：54-62.
25) Weiss JE, Eberhard BA, Chowdhury D, et al. Infliximab as a novel therapy for refractory Kawasaki disease. J Rheumatol. 2004；31：808-10.
26) 日本小児循環器学会学術委員会, 川崎病急性期治療のガイドライン作成委員会, 執筆責任者佐地　勉,

他:川崎病急性期治療のガイドライン(平成24年改訂版). 日小児循環器会誌. 2012;28 Suppl 3:1-28.

27) Kobayashi T, Saji T, Otani T, et al. Efficacy of immunoglobulin plus prednisolone for prevention of coronary artery abnormalities in severe Kawasaki disease(RAISE study):a randomized, open-label, blinded-endpoints trial. Lancet. 2012;379:1613-20.

川崎病の基本

8

管理：急性期カードとその活用法

篠原　徹

川崎病の管理に関する諸問題は急性期カードの運用に関連

川崎病の管理に関して未解決ないくつかの問題がある。①後遺症のない児の追跡は有期限か無期限か、②追跡脱落例に対してどのように対応すべきか、③追跡手段として、マルチスライスコンピューター断層撮影(MDCT)や磁気共鳴画像診断(MRI)は本当に有用か、④有効な抗血栓療法はあるのか、⑤虚血性病変の対応は冠動脈インターベンションか外科介入か、など実にさまざまであり、未だ十分なコンセンサスは得られていない。

とりわけ、追跡が有期限か無期限かの議論や脱落症例の対応などに関しては急性期の状況の明確性が要求され、急性期カードが威力を発揮する点である。

「後遺症がない」とはどのようなものを指すのかも実は明らかではない。「後遺症がない」児の罹病後5年以降の追跡方法がガイドラインに明文化されていないため、学校検診現場における対応にばらつきがあることを経験する小児科医も少なくない。このような問題にコンセンサスを得ていく上で急性期カードの適切な運用が欠かせないものであると考えている

小学校1年生はkeyの学年である。後遺症の有無に関わらず主治医が記載した「管理区分表」を提出することが原則である。この際、急性期カードを添付することをある程度義務付ければ、以後の管理に大いに役立つものと思われる。後遺症のない症例を中心に、中学1年生や高校1年生で医療機関への受診を渋る保護者や罹病児が多い。小学校1年生での急性期カードに基づく正確な情報を

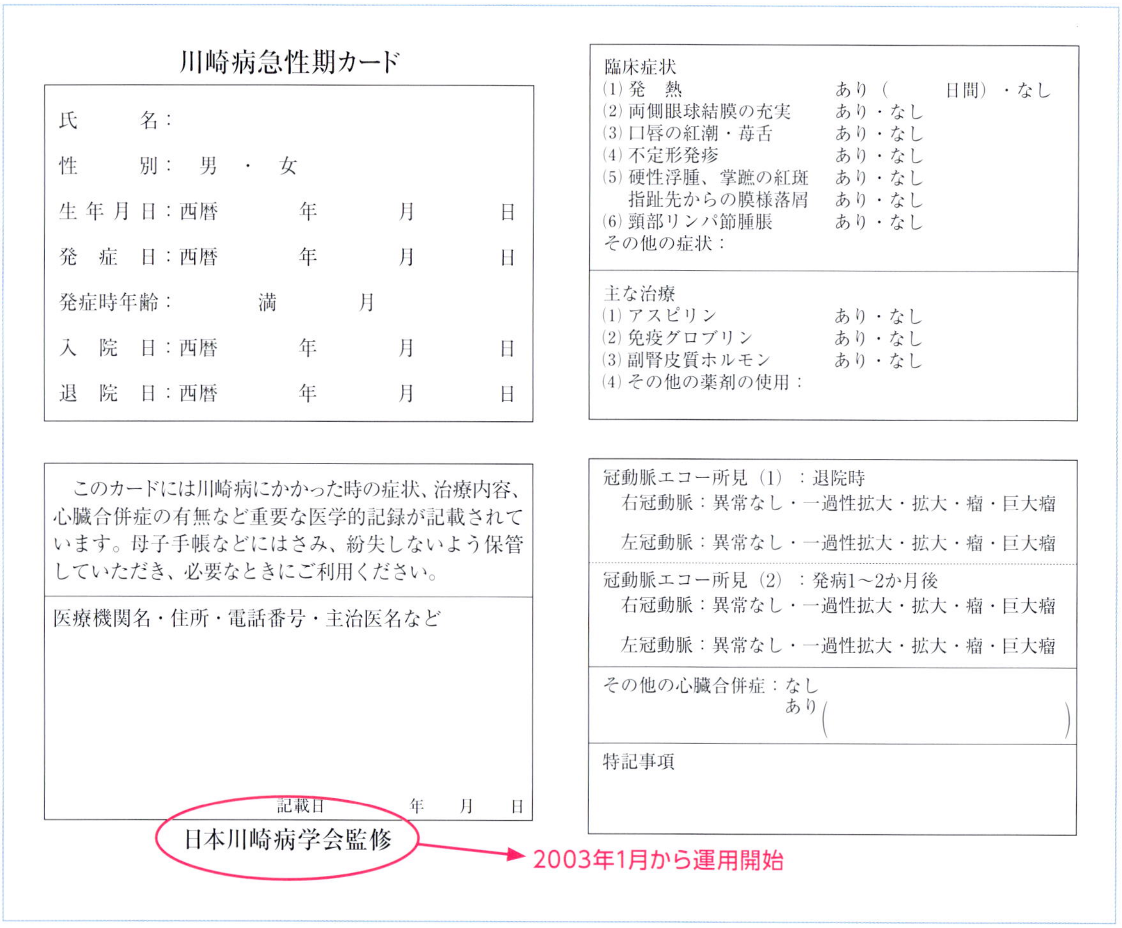

川崎病急性期カード

氏　　名：
性　　別：男　・　女
生年月日：西暦　　年　　月　　日
発 症 日：西暦　　年　　月　　日
発症時年齢：　　満　　月
入 院 日：西暦　　年　　月　　日
退 院 日：西暦　　年　　月　　日

このカードには川崎病にかかった時の症状、治療内容、心臓合併症の有無など重要な医学的記録が記載されています。母子手帳などにはさみ、紛失しないよう保管していただき、必要なときにご利用ください。

医療機関名・住所・電話番号・主治医名など

記載日　　年　　月　　日

臨床症状
(1) 発　熱　あり（　　日間）・なし
(2) 両側眼球結膜の充実　あり・なし
(3) 口唇の紅潮・苺舌　あり・なし
(4) 不定形発疹　あり・なし
(5) 硬性浮腫、掌蹠の紅斑　あり・なし
　指趾先からの膜様落屑　あり・なし
(6) 頸部リンパ節腫脹　あり・なし
その他の症状：

主な治療
(1) アスピリン　あり・なし
(2) 免疫グロブリン　あり・なし
(3) 副腎皮質ホルモン　あり・なし
(4) その他の薬剤の使用：

冠動脈エコー所見 (1) ：退院時
右冠動脈：異常なし・一過性拡大・拡大・瘤・巨大瘤
左冠動脈：異常なし・一過性拡大・拡大・瘤・巨大瘤

冠動脈エコー所見 (2) ：発病1～2か月後
右冠動脈：異常なし・一過性拡大・拡大・瘤・巨大瘤
左冠動脈：異常なし・一過性拡大・拡大・瘤・巨大瘤

その他の心臓合併症：なし
　あり（　　）

特記事項

日本川崎病学会監修

2003年1月から運用開始

図8-1　急性期カード

把握しておくことはこの点からも重要である。

養護教諭にも急性期カードは知られていない

急性期カードは日本川崎病学会（当初は日本川崎病研究会）の監修のもと、2003年1月から運用が開始されすでに10年が経過した（図8-1）。急性期カードの意義は、時間の経過とともに不正確になりがちな川崎病急性期の症状・所見や治療内容をカードに残すことで、罹病児の健康管理に役立てることにある。その根底には後遺症のない児の追跡を有期限にしたいという考え方があり、その裏づけとしての正確な情報の記録が不可欠なのである[1]。

罹病児の90〜95%は後遺症のない児であり、これらの児が医療機関から足が遠のくのは当然の帰結といえる。このような児を追跡脱落例として取り扱うことに著者は違和感を覚える。もし、このような児に何らかの問題が発生したとすれば、その時点で適切な対応をすればよいのであり、そのためにも急性期カードを作成し保持させることが必要である。

しかし、急性期カードが積極的に利用されているとは言い難い現状がある。急性期カードに関する報告はこれまで3〜4編[1-3]と少なく、また、著者は学校検診時に養護教諭に急性期カードをご存知かを尋ねているが、知っておられる教諭はほぼない。さらに、カードの配布をお願いしている各免疫グロブリンメーカーのMR諸氏によれば、印刷した急性期カードがなかなか減らず倉庫に山積みされているという。

小中高生の罹病者で急性期カード所持者は10〜11%

このような現状を憂慮し、著者が所属する近畿川崎病研究会では急性期カードの使用状況を調査し、その結果を踏まえて啓発活動を行うべく小委

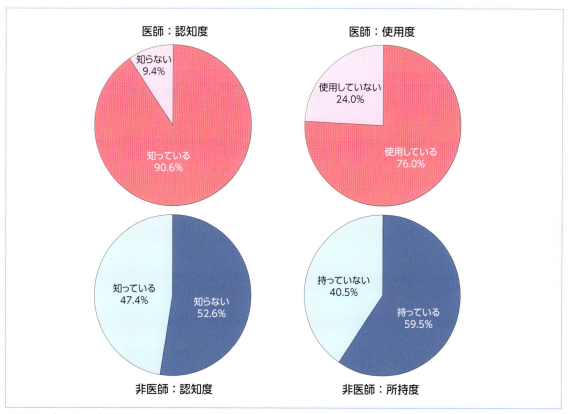

図8-2　会員・学会参加者/市民公開講座参加者

川崎病の基本

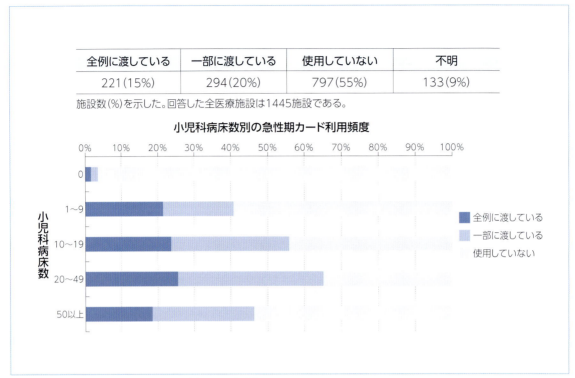

図8-3 急性期カードの利用状況（全国調査①）

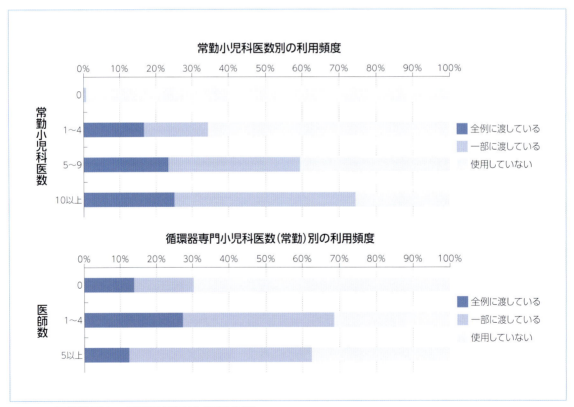

図8-4 医師数別カード利用状況（全国調査②）

員会を立ち上げた[4]）。

急性期カードの使用状況について、以下の4つの調査を実施した。

第1は近畿川崎病研究会会員および第30回日本川崎病学会・学術集会参加者を対象にアンケート調査を実施した。この調査の対象は医師である。設問ごとに回答数は異なるがおよそ180名から回答が得られた。急性期カードの存在自体を知らないものが10%弱、使用していない者が1/4弱存在することが明らかとなった（図8-2）。ほぼ同様の内容で第30回日本川崎病学会市民公開講座参加者に対しアンケート調査（第2調査）を行った。対象は非医師であり、その多くが患児の保護者であった。およそ80名から回答が得られ、存在を知らない者が半数をこえ、知っている者でも所持してない者が40%となった（図8-2）。

この2つの調査結果を踏まえて、平成23年度に実施された大阪府学校心臓検診の一部で使用状況調査を行った。すなわち、問診表に急性期カードに関する設問を追加し保護者からの回答を得たところ、3市町村の小中学校生徒約500名のうち、川崎病罹病生徒が43名、この中の5名（11%）のみが急性期カードを所持していた。また、府立高校80校、3,000名を超える生徒中223名に川崎病罹病歴があったが、急性期カードを受け取ったものは21名（10%）にとどまった。残念なことに、そのうちの4名は急性期カードを遺失したとも回答してきた。

全国的にも同様な傾向ではないかと懸念し、第21回川崎病全国調査の折に施設としての使用状況を回答してもらうことにした。全症例に急性期カードを渡している施設が15%、一部に渡している施設が20%、使用していない施設が55%と全国的に見ても使用している施設は少数であった。規

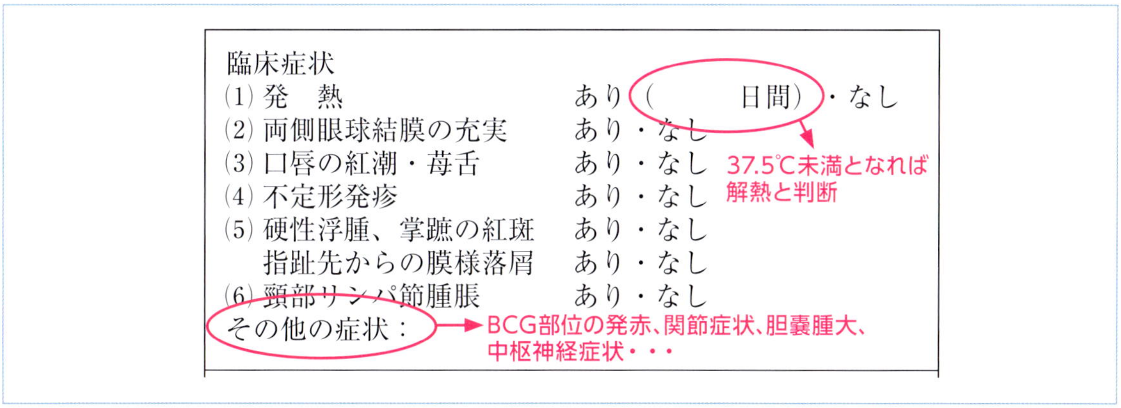

図8-5　カード記載上の注意①

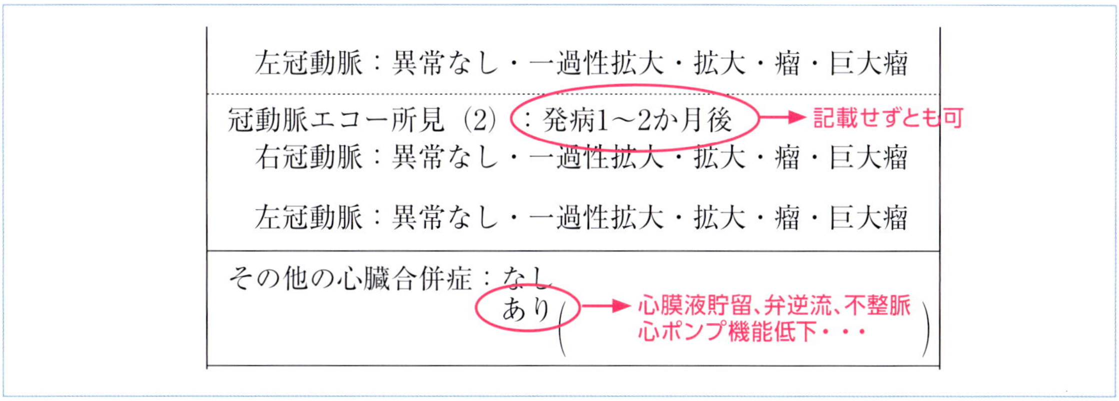

図8-6　カード記載上の注意②

模の大きな施設（＝病床数が多く、常勤小児科医が多い施設）ほど利用されている印象はあるが、有意差を認めるほどではなかった（図8-3、8-4）。

エコー所見は1回の記載でよい。患児に必ず渡すことがより重要

急性期カードの記載に際して「記載上の注意」という添付文書を一度確認していただくのがよい。基本的には〇を付けるだけだが、発熱期間には数値を記載する欄があり、37.5℃未満となれば解熱と判断する。もう1つ、川崎病の6つの主要症状以外の症状の記載欄がある。BCG部位の発赤や関節症状、胆嚢腫大、中枢神経症状などがあればそこに記載する（図8-5）。

急性期カードには冠動脈エコー所見を記載する欄がある（図8-6）。この欄には、退院時と発症1〜2か月後のエコー所見を記載するようになっている。エコー所見を2回記載することが、患児に急性期カードを渡しそびれる原因になっているとの指摘がある。免疫グロブリンを使用すると、2週間程度で退院する児が多く、退院時の所見は書けるが、発病後1〜2か月の所見を記載した上で手渡そうとするとつい忘れてしまい、その機会を失うというのである。注意書きに「心エコー所見は、①退院時、②発病後1〜2か月後の一方または両者を記載してください」と書かれていることを再確認し、2回の記載が必須ではないことに留意していただきたい。2週間で退院できる患児は冠動脈に異常がないか、せいぜい一過性拡大のみで経過した児であり、1〜2か月の冠動脈所見が記載されていなくても困る児ではない。それより、退院時のエコー検査を書いた時点で急性期カードを児にぜひ渡していただきたい。

心エコー所見については従来から汎用されている基準に準じてよい。5歳以上の年長児では、周辺冠動脈内径の1.5倍未満のものを小動脈瘤、1.5〜4倍のものを中動脈瘤、そして、4倍を超える

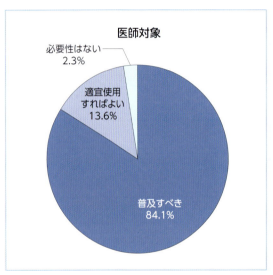

図8-7　急性期カードの必要性

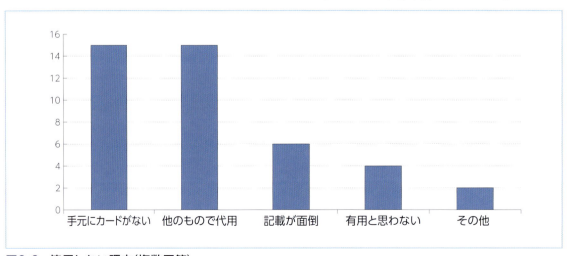

図8-8　使用しない理由（複数回答）

ものを巨大瘤と定義する。その他の心臓合併症については、心膜液の貯留、弁の逆流、不整脈、心ポンプ機能低下などを認めた場合にその病態を記載する。

急性期カードの定着には養護教諭の協力が不可欠

急性期カードについては、医師を対象に実施したアンケート調査でも「普及すべき」との回答が84.1%に達し、ほとんどの医師がその必要性に同意している（図8-7）。一方、使用していない医師にその理由を質問したところ、「手元にカードがない」との回答が最も多かった（図8-8）。急性期カードが倉庫に大量に残っているのであれば、免疫グロブリンメーカーのMR諸氏に積極的な配布をお願いしたい。また、「ほかのもので代用している」との回答も多かったが、カードの意義を理解されているのであれば全国共通の川崎病急性期カードを使用していただきたい。

近畿川崎病研究会では、急性期カードの普及に協力を呼びかけるリーフレットを作成し、地域内の小児科医への配布を行っている（図8-9）。しかし、この急性期カードを幅広く定着させるためには、養護教諭の協力が不可欠である。検診時における急性期カードの確認や提示の要求は、保護者に急性期カードの重要性や所持の必要性を認識させるきっかけとなるからである。したがって、種々の機会を通じ養護教諭に急性期カードの意義や重要性を伝えるよう努力することもわれわれ小児科医の役目であると考えている。

ガイドラインの改訂と急性期カード

日本学校保健会から「学校心臓検診の実際」と称する小冊子が発行され、学校医、養護教諭など学校心臓検診に携わるもののハンドブックとなっている。この小冊子の平成24年度改訂版が平成25年3月に発行された[5]。本冊子によると小児循環器病学会では川崎病の管理に関するガイドラインの改訂が進んでおり、急性期に冠動脈病変がないと診断されているものは、発病後5年以上が経過していれば管理不要とし、この際、急性期カードを利用してほしい旨の記載があるとしている。ガイドラインの改訂を機に急性期カードの運用が本格化することを期待したい。

■ 文 献

1) 荻野廣太郎. 川崎病カードの導入−「川崎病急性期カード」ができるまで−. Prog Med. 2003；23：1806-11.
2) 村上洋介, 川崎有希, 江原英治, 他. 2005年度小学1年生における川崎病既往児の管理状況と川崎病急性期カードの普及度. Prog Med. 2006；26：1587-9.
3) 松島正気, 大橋直樹, 西川浩, 久保田勤也, 長嶋正實. 川崎病学校検診の現状と「川崎病急性期カード」. 小児科. 2006；47：1005-11.
4) 篠原 徹, 荻野廣太郎, 濱岡建城. 川崎病急性期カード使用状況調査. Prog Med. 2011；31：1693-9.
5) 学校心臓検診の実際」改訂委員会編：Ⅵ管理の実際, 学校心臓検診の実際, 日本学校保健会, 東京, 2013, p103-p105.

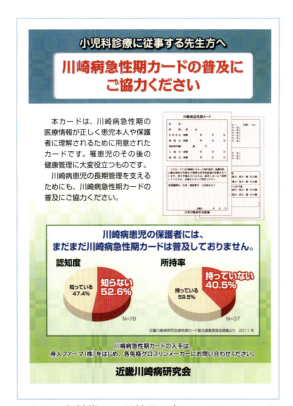

図8-9 急性期カード普及に向けてのリーフレット

川崎病の基本

2015年5月19日　第1版第1刷発行

- ■総監修　　　　川崎富作
- ■監修　　　　　濱岡建城／上村　茂
- ■作成　　　　　日本川崎病学会
- ■編集・制作・発売　株式会社協和企画
　　　　　　　　〒105-8320東京都港区虎ノ門1-10-5
　　　　　　　　電話：03-6838-9200
- ■印刷　　　　　株式会社恒陽社印刷所

Ⓒ無断転載を禁ず
ISBN978-4-87794-168-0 C3047 ¥1500E